# 医学教育概論（第一巻）

——医学生・看護学生に学び方を語る——

瀬江千史
本田克也
小田康友　著

現代社白鳳選書　24

# プロローグ

医学生、看護学生のみなさん。

みなさんは、自ら選んだ医師あるいは看護師をめざして、真摯な学びの日々を過ごしていることと思います。とくに今春、夢がかなって入学した新入生のみなさんは、期待に胸をふくらませての学びが始まったことでしょう。本書は、そういうみなさんが、4年後に看護師として、そして6年後に医師として、実力をしっかりと備え、自信と誇りをもって、巣立っていけるように、との願いをこめて書かれたものです。といいますのは、みなさんが大学で学ぶことになる教育の中身に大きな欠陥がかくれている現実があるからです。本書は、その欠陥をなるべく補うためのものとして、発刊されるものなのです。

そもそもみなさんが選んだ医師、看護師という仕事は、人間のもっとも大切な「いのち」をあずかり、「いのち」を守る仕事ですから、生涯をかけてやりがいのある、誇りのもてる仕事です。しかしその反面、ちょっとした不注意や実力不足で、その大切な「いのち」を奪ってしまいかねない、恐ろしい仕事でもあるのです。

じつは、そのようなみなさんをとりまく、医療および医学教育の現状は、とても厳しいものがあるのです。その一番のあらわれが、毎日といってよいくらい新聞紙面をにぎわしている医療ミスの続出です。みなさんも、もしかしたら毎日のように報道される医療ミスをみて、「明日は我が身」と、不安をつのらせているかもしれません。これはたしかにそのとおりであり、もっと身にしみてもらう必要があるのです。

しかしさらに恐ろしいことは、「そのようなミスを犯さない、実力のある医師になろう」と決意して、どんなにまじめに大学で学んでも、今の大学の現状からは、本当に実力のある医師になるのは、とても難しいということです。

「えー、そんな！」と、みなさんは思うかもしれません。でも残念ながら、それが現実なのです。その証拠は、「これまでの医学教育では、優秀な医師は育たない」として、文部科学省を中心に、各大学医学部および医科大学で「医学教育改革」が、最重要課題としてあげられ、取りくまれているにもかかわらず、少しもその成果があがらず、改革そのものがゆきづまっているという現状です。

このようにいいますと、医学生のみなさんは、「ではいったい、医師としての実力をつけるには、どうしたらよいのですか！」と、途方に暮れるかもしれません。

そのようなみなさんに、ぜひ読んでほしいのが本書です。本書の内容は、医学生のみなさんが、6年間どのような学びを積み重ねていったら、実力のある医師になることができるのかの、道しるべとなっています。より具体的にいえば、医学生のみなさんが、大学でのそれぞれの授業や実習に、どういう観点から、どのように取りくんでいったら、医師としての実力をつけることができるのか、さらには日々の学生生活をどのように過ごしたら、医師としての資質を養うことができるのかを、わかりやすく説いているのが本書です。

すなわち、同じように、たとえば解剖学や生理学、内科学や外科学を学んでも、医師としての実力がつく学び方と、つかない学び方があるのであり、せっかく意欲のあるみなさんには、6年間ぜひ実力のつく学び方で学んでもらいたい、と認《シタタ》めたのが本書なのです。

本来、このような6年間の学びに対する道しるべを示してくれるものがあるのではないかと、みなさんは入学時にきっと思うはずです。たしかにそうなのです。本来はそうあるべきです。でも残念ながら、そうはなっていないのが実状です。こう説くと、少しアタマのいい人達は、次のように思うかもしれません。「私が知っている限り、『医学概論』という講義があったはずですが、あれは違うのでしょうか」と。

たしかにそういう課目はあります。でもこれは羊頭狗肉の類の講義です。というのは、その中身はそうなってはいないからです。医学概論という題名からは、きっと医学の概論だろうと、みなさんは思って当然です。でも残念ながら中身は羊の肉ではなく、犬の肉でもなく、蛇かトカゲの肉の類です。とても食べられたものではないのです。そもそも、概論とは対象の一般性を説くもののはずです。対象の一般性を説くとは、医学であれば、医学全体をわかりやすく、学びやすく説くことでなければなりません。本来そうあるべきなのが、大学に入学してすぐにある「医学概論」の講義でなければなりません。

すなわち、本来あるべき大学での「医学概論」講義とは、「医療の全般にわたっての各科の内実を学問レベルで、つまり理論体系レベルでアバウトに論じたもの」でなければなりません。これはわかりやすくいえば、医学生のみなさんが、6年間、何をどう学んでいけば、実力のある医師になれるのかの、ゴールまでの地図と磁石を示すことにあるのです。

しかし、残念ながら、みなさんが入学当初に経験したように、日本中のどの大学をたずねても、ただ一つの例外を除けば、そのような「医学概論」の講義はなく、医師の実力向上にはあまり関係のない「医の倫理」や、「医療の歴史」などで終わってしまっているのが、寂しいまでの現実です。

なぜ、大学ではそのようなことになっているのか、なぜ本来の「医学概論」を説くだけの実力が大学教官にないのかについては、本書に説いてありますので、読んでいただくとして、ほとんどの大学にないだけに、私達がみなさんに本当に必要な、本来の意味での「医学概論」を、これからしっかりと講義していくのが本「医学教育 概論」です。

このように書きますと、みなさんのなかには、「どうしてほとんどの大学の先生方にできないことが、この本の著者である先生方にはできるのですか」と、不審に思う方もいるかもしれませんので、それに関わってかんたんに触れておきましょう。

じつは、現代の医学教育に、大きく欠けているものが、二つあります。一つは、医学の学問としての理論体系であり、もう一つは、そもそも教育とは何かをふまえた教育論です。この二つがないから、いくら改革を叫んでみても、医学教育は、うまくいくはずがないのです。著者達は、20数年前にこのことに気づかされ愕然として以来、診療現場、研究現場、教育現場での実践と直接に、哲学、論理学の学問的研鑽を積んできました。そしてその結果、医学史上初めて、科学的医学体系を措定し、段階的上達の構造をふまえた、医学教育論を構築することができたのです。

ここで、「科学的医学体系」という言葉がでましたので、みなさんが大学で教わったことのない「体系」という、本来はとても大事な言葉の真の意味について、少しだけでも知ってもらって、将来のみなさんが役にたてられるよう説いておきます。みなさんが、医学書で「内科学大系」、「小児科学大系」といった「大系」という言葉は目にしても、「体系」という言葉を目にしたことはないでしょう。じつは、これが医学部の理論不在の現状を端的に示しているのです。

　では「大系」と「体系」はどう違うのでしょうか。みなさんが、これから学ぶ病気でいえば、「病気の大系」とは、ありとあらゆる病気という病気を、ただたんに大きく広く集め、それを思いつくレベルに並べただけのものです。

　それに対して、「病気の体系」とは、ありとあらゆる病気を正面にすえて、それぞれの病気に共通する性質を取りだしていくことによって（これを論理化するといいます）、それを人間とは何か、病気とは何かにしっかりと結びつける努力をし、最終的には「そもそも病気とは何ものなのか」という、すべての病気に貫かれている性質を導きだすことによって、そこから逆に病気とはこういうものであるという本質を定立し、そこからすべての病気を一つの体系的なあり方として確定することをとおして、しっかりと病気の生成過程を説ききったものをいうのです。これを学問的には本質論・構造論・現象論として病気を論理化するといいます。

　こうすることによって、現象的にはまったく違うようにみえる病気にも、その構造に立ちいると病気としての共通の筋道のあることがわかり、あらゆる病気を筋道たてて理解することができ、逆に未知の病気に遭遇しても、その筋道から、その病気を解明していくことができるだけでなく、その治療法も、はっきりと具体化していけることになるのです。

これを、わかりやすく、みなさんが医師になったときをイメージしてもらえば、次のようになります。

「病気の大系」をアタマに入れた医師、すなわち、あらゆる病気についてのいろいろな知識を暗記しただけの医師は、目の前の患者を診たときに、その病状に合致する病気を思いだすことができるときはよいのですが、思いだすことが不幸にしてできなければ、あとは、手も足もでない状態となります。ましてや、まちがって他の病気とかん違いなどしたばあいは、これは大変なことにならざるをえません。

それに対して、「病気の体系」すなわち、病気の系統的な発生過程をしっかりと理解し、アタマに入れた医師は、目の前の患者の状態が、記憶している症状と合致しなくても、病気とは何かの筋道から、その病気の系統的な構造を把握することによって、なんとか医療ミスにつながらないように対処していくことができるのです。どちらが医師として患者に信頼されていくといえるか、これはみなさんにもあきらかでしょう。

このように、病気に対する学び方は、「大系」と「体系」とではまったく違ってくるのであり、「大系」はあっても「体系」のない現在の医学部は、残念ながら学問のレベルとしては、あまりにも幼いといわざるをえないのです。

そして、「体系」を把持できていない「大系」だけの医学教育は、年々教えなければならない医療に関わる知識が増え続けることになり、とても6年間では教えきれないという膨大な量にまでふくれあがり、医学生のみなさんは、大学受験以上の知識の暗記に、日々追われることになるのです。

現在、医学教育改革の柱の一つとされている、教える内容をしぼりこもうという「モデル・コアカリキュラム——教育内容ガイドライン」の導入は、このような事態を背景に、行われているものです。しかし、論理化、体系化のない、このようなたんなる知識の取捨選択では、医学生の実力の向上に少しも役だつことはないと、私達には断言できるのです。

さて、「体系」とは何かについて説きましたが、少し難しかったでしょうか。詳しくは、本書のなかでも紹介している、著者達の他の著書を参照していただきたいと思います。

いずれにしても、本書は、このように、医学体系を措定し、段階的上達の構造をふまえた、著者達の二十数年の研鑽の結果としての「医学教育 概論」なのですから、医学生のみなさんに、ぜひ真摯に学んでほしいと願っています。

本書をくりかえしくりかえし学び、実践することによって、本書のなかの〈症例〉に登場する医師や研修医のように、必ず医師としての実力が養成されることを、約束しておきます。

また看護学生のみなさんにも本講義を学んでほしいのは、みなさんが将来、実践現場で、協力体制を組む相手である、医師の専門性を理解できなければ、逆に看護師としての自分の専門性も理解できないからです。

さらにつけ加えれば、本講義で医学生に向けて説く内容は、論理的（病気をその筋道に従って考えるため）には看護学生のみなさんにも、そのままあてはまるものですから、「医師」を「看護師」に、「医療実践」を「看護実践」におきかえて、学んでいただきたいと思います。

最後になりますが、本書には、みなさんの学びの役にたつように、もう一つの工夫がなされています。

それは、各課の最後に、「医学生の学び〔Propyläen zur Wissenschaft〕」と題した、医学生の文章を載せていることです。この医学生、北条亮君は、本書の内容が『綜合看護』（現代社）誌上に連載されているときから、毎回熱心に読み、その自分自身の学びのあり方について必ずレポートし、送ってきていました。その内容は、「医学教育 概論」で説かれたことを、しっかりと読み、理解しているだけではなく、さらにその学びをもとに、大学での授業や実習に考察を加え、また日常生活でも、その学びをさまざまに実践している、とても見事なものでした。

この学生のように、みなさんがまじめに、しっかりと本書を道しるべとして、医学教育を受けることができれば、6年後には、充分な実力をつけて、医師として巣立つことができるはずです。

したがって、みなさんにも、本書の内容はこのように学んでほしい、このように学べば医師としての実力がつくということをわかってもらいたいということで、そのレポートを載せることにしたのです。

ついでに紹介しておけば、「医学生の学び」の次に記した表題について本人から、次のようなコメントがありました。

「〔Propyläen zur Wissenschaft〕とは、『学問への扉』という意味です。“Propyläen”とは、もともと古代ギリシャの神聖なるアクロポリスの入り口をなす城門の名であり、私もこの扉をあけて門をくぐり、学問（学城）をめざしてがんばりたいという思いで、私なりの表題としました。」

以上の、みなさんと同じ医学生の志と情熱を受けとめ、一人でも多くの方々に、立派な医師を、そして看護師をめざして、学び続けてほしいと、心から願っています。

# 目次

目　次

# 第1課　医学教育の現状

## (1)　至るところでおきている医療ミス

医学生、看護学生のみなさん。

新しい学年へと進み、それぞれに新たな気持ちでの学びが始まっていることと思います。とくに、4月に入学した医学生、看護学生のみなさんは、受験勉強の努力が実り、それぞれの夢へ向けての第一歩を踏みだしたわけですから、喜びもひとしおのことでしょう。まずは「おめでとう」の挨拶を贈ります。

しかし、それとともに、入学したばかりのみなさんに、ぜひともわかっておいてほしいことがあります。そして、それこそが、本書の目的に大きく関わることになるのです。

それは何かといいますと、みなさんが選んだ医師あるいは看護師という仕事は、人間の生命をあずかる仕事だということです。もちろん「そんなことはわかっています」とみなさんはいうでしょう。しかしそのことの重大性を、ここでもう一度、しっかりかみしめていただきます。

なぜその必要があるのかといいますと、昨日も今日もといったレベルで毎日のように、医療ミスが新聞紙上で報じられています。それを知らないみなさんではないはずです。でも、自分達には関係ない、あれはその医師が悪いのだ、その看護師がダメだったのだ、と思う新入生のみなさんがいるかもしれません。

しかしそれは、少しというより大きく違うのです。その証拠に、それらは特定の大学、特定の病院といった特殊なところでおきているミスではなく、一流の大病院から、三流レベルの病院までの至るところでおきているミスなのだ、と自覚することが大事なのです。となれば、「明日は我が身!?」と思うみなさんがいなければなりません。

そのとおりなのです。日本全国の至るところでおきているのが、医療ミスの実態なのです。そこをしっかりと自覚してください、とまず、お祝いの言葉と併せていいたいのです。それが、ずっしりと胸に感じられるかどうかで、これからの6年間あるいは4年間の学びが大きく違ってくるはずですから。

少し具体的に考えてみてください。みなさんは、医学生なら6年後に医師として、看護学生なら4年後に看護師として、それぞれの免許をもって現場に立つことになります。

ということは、たとえ研修医であろうと資格をもった医師として、患者を診察し、自分の責任で診断し、治療をすることになるのです。そのとき、何か重大なことを、知らず知らずのうちにみおとして患者を帰してしまったら……、薬の量をまちがって処方して渡してしまったら……、うっかりすると患者は一刻を争う生命の危険にさらされかねません。これが、さきに述べたここ数年、連日のように報道されている医療ミスの中身の一つです。

看護師のばあいも同じです。消毒液を取り違えて静脈に注射してしまったとか、生命維持装置のスイッチが切れていることに気づかなかったとか……、これらもまた現実におきていた看護ミスです。

このような、本当に単純なミスによって、人間のかけがえのない生命が奪われてしまう、そういう厳しさをもつのが、医師の仕事であり、看護師の仕事なのです。みなさんも、6年後、あるいは4年後に、資格を得て現場にでたときに、自分の犯したミスによって患者の生命が絶たれてしまったら、あるいは患者が一生寝たきりになってしまったら、資格が剥奪《ハクダツ》される、法的に責任が問われるのは当然のことですが、それに加えてあなたは一生後悔の念を背負って、トラウマ（原語はギリシャ語の *τραῦμα* です）を胸のなかに閉じこめて生きていくことになりかねません。

このように書きますと、医師や看護師の仕事に、大きく夢をふくらませて入学した新入生のみなさんを、ますます不安におとし入れてしまうかもしれません。そのような医療ミス、看護ミスを自分が犯さないという保証はないのではないか……と。

そうです。そのとおりです。そのような危険な現実があるからこそ、しっかりと不安を抱き、だからどうしなければならないのかをきちんと考えてほしいから、入学したばかりのみなさんに、あえて厳しさを強調しているのです。もちろんこれは、新入生ばかりでなく、学年が進んだ医学生、看護学生にも、常に常に考えておいてほしいことです。

## (2) 大学でまじめに学んだ人もミスを犯している

さて、不安を抱いた医学生、看護学生のみなさんはどうしますか。

人間にミスはつきものだから、それはそれでしかたがないのではないかと思いますか。まさか、そんなことはありませんね。私だけは絶対にミスをしないのはもちろんのこと、どんな患者が来ても、正しく診断でき、治療のできる実力のある医師、あるいは、きちんとした看護のできる実力のある看護師になりたい、そうなれるように努力しようと、みなさん方は思うのではありませんか。

しかし、ではそのためにはどうしたらよいのか、と問われても、みなさんには答はわからないでしょう。わからないから当然に、大学でしっかりと先生方の指導に従って努力しよう、学んで実力をつけようと決心するはずですね。

じつは、ここからが大きく問題となるのであり、本講義を始めたのも、ここに問題があるからなのです。

さて、あらためてみなさんは、医師としての実力、看護師としての実力をつけるにはどうしたらよいと思いますか、と問われたら、どう答えますか。やはりさきほど私達が述べたように、ほとんどのみなさんは、「それは、大学での勉強を、しっかりと、まじめにやることでしょう」と答えると思います。これまでみなさんは、小学校、中学校、高校、あるいは予備校と、学校でしっかりと授業を聞き、そこで習ったことをしっかりと覚えることによって、試験でよい点数を取り、医学部や看護学部に合格したのですから、そのように答えるのは当然です。

しかし残念ながら、これからの大学での学びは、そうかんたんではないのです。今までのように努力すればよい！　だけでは将来、医療ミス、看護ミスが待っているのです。それではどうにもならないのです。つまり、医学部の授業を6年間まじめに学べば、医師としての実力がつく、あるいは、看護学部の授業を4年間しっかり学べば、看護師としての実力がつくというわけには、絶対にいかないのです。いや、むしろばあいによっては、みなさんがこれまでやってきた、授業を聞いて教わったことをひたすら覚えるという、受験勉強のやり方でがんばればがんばるほどに、医師として、看護師としての実力はつかないということになってしまうのです。

このように書きますと、まずみなさんは「そんなバカな！ 医学部は立派な医師をつくるために教育する学部であり、看護学部は立派な看護師をつくるために教育する学部なのだから、その授業をまじめに学んで、実力がつかないなんてバカなことはない」とアッケにとられ、はては、「何をバカなことを！」と怒りだすかもしれません。しかし、それが事実だという証拠はあるのです。その一つが、さきほどからあげている医療ミスの現実です。ミスを犯した医師も看護師も、けっして大学でまじめに学ばなかった人達ではありません。その証拠に、その人達はみなしっかりと、医師や看護師の国家試験に受かっているのですから。

それでもみなさんは、「その人達は、大学での学びが足りず、国家試験もギリギリでやっと合格できたのではないか。大学での学びをしっかりやって実力がつかないなんて信じられない」と思うかもしれません。でも、そのようなみなさんの思いを打ちくだく、決定的な事実があるのです。これは、とくに医学生のみなさんには、大きな衝撃となるかもしれませんが、しっかりとわかってもらわなければなりません。

## (3)　医学教育改革の現状

さて、その決定的な事実とはなんでしょうか。それは、現在医学部で行われている医学教育そのものが、欠陥をもっているのでは、ということが大問題と化しており、大きなみ直しを迫られているにもかかわらず、その大混乱の状態のなかで、大学関係者の誰もが、なんら明確な指針をだせていないということです。

21世紀に入った現在、全国の医科大学、大学医学部における最大の難問は、恐ろしいことに「医学生にどのような教育を行ったら、医師としての一定水準の質を確保できるのか」ということなのです。なぜ、ここまで文化の水準があがってきている今ここに至って、そのような低レベルの問題が浮上してきたのでしょうか。それは事実的には、医療現場で医師がひきおこす問題事例があまりにも多くなり、しかも問題の内容が多様化し、それだけにまさしく社会が危機に陥るほどの問題と化してきたからです。

十数年前から医療現場で問題とされはじめたのは、当初は医師の患者に対する態度の問題でした。つまり、医師が尊大でいばるばかりで、患者に病気の、あるいは手術の、そしてそれらの経過のきちんとした説明もしないということであり、そこから「インフォームド・コンセント（説明と同意）」ということが、さかんにいわれるようになりました。

しかし、ここ数年はそれに加えて、医師のケアレスミス、あるいは明確な誤診による患者の容態の悪化や死亡例の報道が一挙に増加し、まさしく医師の〈医師力としての質〉、すなわち〈医師としての診断力と治療力の中身〉が社会的に問われることとなりました。そしてそれは当然に、そのような実力のない医師をつくりだす医学教育の欠陥ということになり、医学教育改革が叫ばれ、さまざまな提言が現在なされているのです。

そのなかの主なものに次の三つがあります。

一つは、現在、医学部で教える知識があまりにも膨大となり、しかも何をどう教えるかは各大学の各教官達の裁量にまかされているため、これからは医師の一定水準の質を確保するために必須の基本事項を精選し、教育内容のガイドラインをつくろうというものです。

二つ目は、これまでの医学教育は、教員が膨大な知識を一方的に教えて、学生はそれを暗記するという方法が採られているので、これからは学生が問題を解決していく能力を身につけられるように、学生主体の学習方法に転換していこうというものです。

三つ目は、現在の日本では医学部を卒業して現場にでても、医師として実践できる実力がまったくないことを反省し、アメリカのように医学部を卒業したらすぐに、一人前の医師として実践できるように、臨床実習を重視しようというものです。

## (4)　教育者のいない医学教育

さて、以上のような医学教育の現状を知って、みなさんはどう思いましたか。

立派な医師になる夢を抱いて医学部に入学したみなさんは、これから受ける教育がそんなに欠陥だらけのものと知らされて、ショックを受けたかもしれませんね。しかし、これが我が日本の医学教育の現実なのです。数十年前に医学教育を受けた私達は、「医学生というのは暗記能力だけが求められているのだ」と自嘲気味に悟り、また医師免許証を得て研修医として現場にでても、医師としての実力が何一つ身についていない自分に愕然としたものですが、当時の教育がそのままに現在も続いているのです。

「でも、そのような医学教育がみ直され、これからは、きちんと医師としての実力がつくような教育に変わるということですよね」と、不安に駆られながら、みなさんは質問するかもしれません。しかし、その質問に対しては、「残念ながらそうかんたんにはいきません。もっとはっきりいえば、現時点ではとうてい無理です」と答えるしかありません。「えー、そんな！　全国の医学部、医科大学をあげて優秀な先生方が取りくんでいるというのに、無理ということはないでしょう」とみなさんは思うかもしれませんが、そう断言するには、断言するだけの理由があるのです。それについて少し説明をしましょう。

さきほど、医学教育改革の中身としてあげられている、三つの提言を紹介しました。これに対して、「本当のところはどうなのですか」と密かに問いたいみなさんもいることでしょうから、しっかりと答えておきます。「この視点は一般論からいえばそのとおりであり、まったく正しいものです」と。すなわち、「基本を重視した教育内容のガイドラインをつくる、医学生自身の問題解決能力をつけさせる、実践を重視する」ということは、これからの医学教育においてとても大事なことであり、それなしに医師としての実力をつけさせることはできません。

しかし、問題は、現実にそれをどのように行うのか、本当に行えるのか、なのです。それを具体的に考えたときに、現在の医学教育に、大きく欠落していることが、二つあります。

その一つは、医学部には、医学のあるいは医療に関しての教育者はいないということです。このようにいいますと、みなさんは、「えーそんな。医学部には教官がいて、授業や実習指導をしているのでしょう？」と思うかもしれませんが、医学部の教官は、医師であり、研究者であって、けっして医学の、あるいは医療の教育者ではないのです。そんな教育も、そんな訓練も受けたことは一度もないままに、教官になったのですし、教官として指導・教育しているのです。すなわち、教育しているつもりなのです。

このようにいいますと、「それは何も医学部に限ったことではないでしょう。大学では、理学部も工学部も経済学部もみな、教師として教育を学んだ教官はいないのではないですか」と問いたい方がいるかもしれません。たしかに、それはそのとおりです。大学が教育の場であるにもかかわらず、研究者ばかりで教育者がいないことが、今日の大学教育の低迷を招いている一因でもあるのです。

しかし、ある意味では研究者を育てればよい他の学部とは違い、病気を患っている人間の運命を握りかねない立場の、すなわち、その人の実力一つ、サジ加減一つでその患者の生死を左右してしまう、医師を育てなければならない医学部においては、本当の意味での教育者がいないことは、より深刻な問題となるのです。たんなる実験者や研究者を育てさえすればよい、工学部や理学部と、直接にその人が、他人の生命そのものを左右する医学部とでは、天と地の差があるとわかってください。

だからみなさんは、幼稚園でも小学校でも、そこでの教育は人生を大きく左右するだけに、その教師になりたければ、ただしっかりとした大学で授業を受けて、試験に合格するだけではダメであり、必ずそれに加えて、教師のあり方のイロハを、すなわち児童や生徒に、学ぶべき事柄をこれまたしっかりと「教える力を養う」べく、教育実習というのをやらされることを知っているでしょう。そうしなければ、仮に大学を卒業できても教師の免許はもらえないのです。

小学校レベルでもそうなのに、人の生命を、したがってその人の人生を扱うことになる医学部の学生を、医師にするための教育を行う大学の教官には、教育実習もなければ、教師の免許もないのですよ。恐ろしいことだとは思いませんか。教え方を訓練されたこともない、実習したこともない人達が、みなさんへ医師になるための教育をするのです。それだけに彼らは、自分の診療や研究の合間に、いわば片手間に学生の教育をするのであり、それぞれが自分の狭い専門分野を、相互の連関もなくバラバラに教えるだけになってしまうのです。

したがって、そもそも医学教育はどうあるべきかの教育理念もなければ、どのように教育したら、学生が医療の問題解決能力をつけられるのかの実践理論もありません。だからこそ、学生主体の学習が大事とばかりに、教科書を使うかわりに、いきなり症例シナリオを配って、学生に診断名をあてさせ、答えあわせをするだけの内科の授業や、チュートリアルといわれる学生達の討論のみを尊重する授業になってしまうのです。

これがなぜまずいのかについては、いずれ詳しくお話ししたいと思いますが、一言だけいっておくならば、このような授業は、たしかに学生主体の学習のようにみえるかもしれませんが、教官の側に、学生達の思考のプロセスを正しく導いていける実力がなければ、なんの意味もなく、少なくとも文化遺産がきちんと整序されている教科書の学習に、はるかに劣るものでしかありません。

このように、医学部には、教育者がいないという長い長い歴史があったために、これまで医学教育が真剣に取りあげられたことがなく、社会的要請によって、ようやくその専門性に気づき、大学内に「医学教育部」を設立しようとしても、それを担える人材がいないというのが厳しい現状です。

## (5)　医学体系と教育論不在の医学教育

さて、医学教育改革がうまくいかないもう一つの理由は、医学には科学的な体系がないからです。

医学が対象とするすべての病気と治療が、きちんと論理化され、理論化された科学的な医学体系があって初めて、その医学の適用である医療実践がきちんと体系的になされるのであり、そのような実践を行える医師を養成するにはどうしたらよいのかの医学教育が、これまた体系的に行えることとなるのです。たとえば、医学教育の改革内容の一番目にあげた、「膨大な知識からの必須となる基本事項のしぼりこみ」は、本来この医学の体系化なしには不可能です。体系化されていない知識からしぼりこむとなると、たんなる取捨選択となり、それを取捨選択する教官の実力しだいで、大きく欠落する部分が生じます。

しかし、このようにいいましても、そもそも体系とは何か、理論とは何か、論理とは何かということがまだわからないみなさんに、理解してもらうのは難しいと思います。これについては、本書で、少しずつ、しっかりとお話ししていく予定です。ただできれば、著者の一人瀬江千史が著わした『医学の復権』(現代社)、『看護学と医学(上巻・下巻)』(現代社)を読んでほしいと思います。そのなかでは、そもそも学問体系とは何かをわかりやすく説き、学問体系が実践とどう関わるのかを、医学と看護学を比較しながら論じています。

とくに、この内容に関連して、看護学生のみなさんに強調しておきたいことがあります。

ここまで本書を読んでこられた看護学生の方は、「医学教育の厳しい現状はわかった。では私達の4年間の看護教育はどうなっているのだろう」と不安に思っていることと思います。たしかに、看護学生のみなさんも、みなさんが入学したほとんどの大学の4年間の教育で、看護師としての実力をつけることは、医学部と同様、厳しいといわなければなりません。

でも、みなさんには救いがあるのです。それは、みなさんが学ぶ意志さえもてば、道はさし示されているということです。どういうことかといいますと、看護学は医学と違い、科学的学問としてすでに見事に体系化され、実践方法論も看護教育論も確立されているのです。

それを成しとげられたのが、現在宮崎県立看護大学学長の薄井坦子先生であり、薄井先生の『科学的看護論』(日本看護協会出版会)、『看護の原点を求めて』(日本看護協会出版会)、『看護学原論講義』(現代社)などの一連の著書が、見事な看護師への道を示してくれているのです。これについては『看護学と医学(上巻)』で詳しく論じていますので、参照してください。

また一言つけ加えておくなら、このように看護学体系を創出され、さらに看護教育理論をも構築された薄井先生は、東京大学医学部衛生看護学科の出身ですが、そこで看護学を学ぶ前に、お茶の水女子大学で教育学を専攻された教育者でもあるということです。このことからも、さきほどお話ししたように、医学教育改革には、真の意味での教育者が必要である、ということがわかってもらえると思います。

さて、このように見事な学問体系をもち、看護教育論も確立されているにもかかわらず、なぜ大学教育で見事な看護師を養成できないのかといえば、これまた、その学問体系と教育理論を理解し、教えることのできる見事な看護教官があまりいない、ということにつきます。それだけに、看護に関して、ここ数十年にわたって世界的レベルのトップを行く薄井理論をしっかりと受けつぎ、看護界をリードしていく人材が望まれます。

## (6) 文化遺産の集大成としての授業

さて、これまでお話ししてきたことは、見事な医師になる夢を抱いて、また見事な看護師になる夢を抱いて入学したみなさんには、とても厳しい内容になったかもしれません。しかし、くりかえしいいますが、これが現実なのです。そこで、この現実をふまえたうえで、あらためて夢を抱いてがんばってほしいと願って、本講義、すなわち「医学教育 概論」を始めることにしたのです。これは、本来の意味での「医学概論」にあたります。

医学部における本来の「医学概論」とは、プロローグで説きましたように、「医療の全般にわたって学問レベルで、つまり理論体系レベルでアバウトに論じる」ものでなければなりません。わかりやすくいえば、医師になろうという目的をもって医学部に入学したみなさんが、これから6年間、何をどのようにどのくらい学んでいったら、一人前の実力のある医師になれるのかを、きちんとさし示すのが「医学概論」の役割です。したがって、きちんとしたこの「医学概論」の講義なしに、それぞれの講義に突入してしまったら、これは地図と磁石なしに、ジャングルのなかに踏みこんでしまう、つまりは野たれ死にしてしまうような恐さがあるものです。

ここで誤解のないようにいっておきますが、「現在の医学部の授業は役たたずでくだらないものだから、そんなものはまじめに受けないで、本講義に学ぶべきである、それでよい」などと、とんでもないことをいっているのでは、けっしてありません。その逆です。大学の医学部の各授業で教わる医療に関わる知識は、それこそ人類5000年の文化遺産の集大成であり（みなさんは紀元前2000年ごろ、すでに頭蓋開頭術が行われていたことを知っていますか?）、医師になるために絶対に必要なものであり、その文化遺産を、しっかりとした努力を重ねて習得することなしに、本当に実力のある医師にはなれないのだ！　ということだけは、しっかりと強調しておきます。絶対に大学の授業は必要ないなどとかん違いしてはいけません。

しかし、だからといって大学の教育内容は大丈夫だ、正しいのだといっているのでもないのです。問題は、その教育方法にこそあるのです。すなわちそのような知識をどう習得するのか、どう習得させることが真の医師としての実力をつけることになるのか、つけさせることになるのか、ということを論じているのです。私達、医学原論・概論研究会の25年以上の医療実践、教育実践から、次回よりそこをしっかりとお話ししていくことになります。

そして、これは看護学生のみなさんにも必要なことです。なぜなら、みなさんの行う看護実践は、医師の行う医療実践との協力体制によって初めてなりたつものであり、相手の、つまり医師の専門性を知らなければ、自分の専門性も明確に理解できないからであり、また本講義で説く考え方の筋道は、看護学生のみなさんにも当然に必要であり、役にたつものだからです。

## ◇医学生の学び〔Propyläen zur Wissenschaft〕1

医学生　北条　亮

〈1〉

現代社会で生きる人々のなかには、自分の体や心の病みで苦しんでいる方があまりにも多いことが、新聞やテレビの報道をとおして伝わってきます。私はそのような人を一人でも多く救いたいという強烈な思いと、体や心が病んだり治ったりする、この「人間とはそもそもどういうものなのだろう」という興味をもち、全体としての人間の病気を対象とする医学を学び、どんな病気でも治せる医師になろうと決心しました。

ところが「受験案内」をみて、びっくりしたことが三つありました。一つは、私立大学の医学部には国語と社会の科目がないこと、二つは、医学部なのに（！）生物を取らずに物理で受験できること、最後は、数学Ⅲがほとんどの私立大学に必須だということです。すなわち医師になるための大学へ入学するのに必須な受験科目は、私立大学では日本語（国語）ではなく英語であり、数学はⅢ・Cまで必要で、理科は生物、化学、物理から2

科目選択ということでした。

しかし、この私の疑問は、おそらく全国の医学部の先生方には、なんのことだかさっぱりわからないはずです。でなければ、天下の京都大学をはじめとする著名な大学の医学部で、生物を選択しなくてもよい！　などと信じがたい受験制度があるわけがないのですから。

少し説明してみます。生物や化学は、たしかに医師になる者にとって必須であると思いました。なぜなら、医師は正常な生理構造が歪んだ、あるいは歪みつつある人間を対象として、その人の過去の歪みの始まりから現在に至る状態、そして今後どのように変化するかの一連の流れをアタマに瞬時に描き、今の状態をその流れの一場面であるととらえて、その過程のなかに正確に位置づけて、適切な診断と治療を施さなければならないからです。

そのために大学で習う「人間の生理構造」がわからなければならず、その大学に入る前段階では「生物一般」すなわち生命体とは何か、と直接に、「いのち」とはなんなのか、をしっかり学び、人間は生物であると同時に、生物一般の性質と比較して人間の特殊性をもつことを、おぼろげながらにつかんでおかなければならないと思ったからです。また人間の体は化学変化の連続性でなりたっていますから、そういう意味で化学は生物とともに、とても必要だと思いました。

ただ、物理の必要性には大きく疑問をもちました。たしかに医師が患者さんをみるときに、その人の過去から現在、そして未来の像を描きつつ、はるか昔に誕生した生命現象から生命体となり、単細胞、カイメン体、クラゲ体、魚類、両生類、陸生生物へと進化してきて、進化しきったのが今の人間なのだという「生命の歴史」がわからなければならないと思います。

そして、その「生命の歴史」をわかるためには、いくつもの偶然と必然が重なりあって生まれた地球全体を理解するそのために、「物の理《コトワリ》」を学んで宇宙丸ごとを物一般からとらえる必要があるので、そういった学問体系としての本物の物理を学ぶというのであれば、医師にとって物理は必須となると思います。

ところが実際の受験における物理では、現実の世界から切り離された場面を想定して、人間がつくった公式に、人間が測った数値を代入させて何やら計算させます。これがいったい、医師になる人間になんの役にたつのだろうかと不思議でしかたありませんでした。

物理の世界では、いまだにアインシュタインの「相対性理論」が信じられているようです。以前ＮＨＫの教育番組で、アインシュタインの「相対性理論」をわかりやすく説明したものがありましたが、あまりの運動性のなさ、事実とかけはなれているその論理に驚きました。ただアインシュタインは、「科学的」というのが法則化することで公式を打ちたてたりすることだと信じられていた時代の人なので、しかたがないのかなと思います。

しかし、事実を捨象して論理を引きだすことと、運動を否定して運動の一部を真理として取りあげることの区別ができない先生方が教える今の物理は、人体と精神がどのような運動形態であるのかを、まともに知る必要がある医師になる者にとって、なんの役にもたたないだろうなと思いました。

すべての人にいえることではないでしょうが、受験のための物理のテストで高得点を取れる人は、たいてい数学でも高得点を取っていました。数学も物理同様しかり！なのです。素人レベルですが、どういうことかを少し書きたいと思います。

「数学は、論理的思考を養う訓練だ」とよく受験界ではいわれます。これは一面では正しいかもしれません。しかし人体の病気や精神の病気は、常に悪化したり、治ったりの変化形態、すなわち運動形態・発展形態ととらえなければならないはずです。

このようにとらえなければならない医師にとっての論理的思考とは、数学や物理とは大きく違っているはずです。医師のばあいは、人体や病気としてあるべき変化過程に関わる思考方法つまり、運動・発展の思考方法を必要とするはずのものです。そのための訓練となると、この数学の学習はまったくの嘘になってしまうと思えました。

なぜなら数学において論理を引きだすもととなる事実は、人体にはもちろんのこと、病気には関わることのない架空のできごとであり、人体や病気のことをまったく知らない出題者が勝手に、すなわち人体や病気とは無関係につくりあげた問題そのものだからです。

　そもそも実際の医師は、時時刻刻と変化している、生きている人間から、正確に、その病気として変化する、つまり運動する、すなわちしだいしだいに悪化的に発展する体全体および部分の、病んでいる具体的事実をまともにとらえて、病気としての発生とその変化・発展の論理、すなわち病気の生成発展に関わる運動の論理、つまり病気の刻々の変化過程の構造をこそ引きださなければならず、そのための訓練を絶対にしなければならないはずです。ところが数学で培った論理的思考の訓練は、運動形態のほとんどない、数としての変化だけの思考過程の訓練ですので、これもまた、病気の研究、治療にはほとんど役にたたないだろうなと思ってしまいました。

　事実ではないことを事実だと思ったり、錯覚してしまうことは、医師にとって医療ミスを犯す大きな要因になると思います。しかし、医師を養成する大学に入学するための試験では、すなわち、事実と事実でない架空のものとの区別を、少しも学習させない受験勉強をたっぷりと、またしっかりとさせられていくので、どれが事実なのかをみつめる頭脳の活動《ハタラキ》をないがしろにしている、この数学や物理の試験などでは、このようにしてダメアタマをつくり続けることをとおして、医療ミスをするための準備を着々とさせられているのかな……と、少しずつ恐ろしく、かつ自嘲したくさえなってしまいました。

## 〈2〉

さらに恐ろしく思ったのは、どうしたことか国語と社会が無視されていることです。「どうしてそれがまずいのか」と疑う方は、本物の医師とは何かを知らない人だと思います。

なぜなら、医師は病気を扱うのではなく、人間である病人をみて、その人間としての病気を治す人です。病人は人間なのです。そして、その病人は、社会的関係のしがらみのなかでしっかりと生活しているのです。病人が社会的な人間であるということは、医師は当然にその社会関係にある病人と対話する（しなければならない、しなければその病人の真の病状というものはわかりがたい）ということです。しかも、その病人との対話のし方というのは、とても難しいものです。

こういったことは、私は国語力、つまり日本語を社会関係的な理解力でもって、しっかりと駆使できる実力がとても必要だと思うのです。英語ですら、相手との関係で文法規範が異なります。ましてや日本は、もっともっと社会関係における敬語が必要な社会です。お年寄りに対する言葉、弱者に対する言葉は、通常の社会人への言葉と当然に異ならなければなりません。それは、そうしないと同じ文字を用いても、相手の受けとる意味が違ってきてしまうからです。つまり人間というものは、言葉の使い方一つで相手の心をズタズタにしてしまうことさえあるのです。これは、イジメを受けたり無視されただけで登校拒否に陥る子供を考えただけでもわかるはずのことです。

ましてや、医師の相手は病んでいる人です。その体や心が病んでいる相手と、心からのまともな対話ができなければ、医師としては不適格だと、受験をする私は考えていました。だから相手の心を傷つけない、相手の心を慰められる対話の可能な医師への国語力が、すなわち今の受験国語力ばかりでなく、相手の心を支える、慰める、つまり心からの会話的国語力が必要だと思うのです。そのためには、文芸作品の教養がどうしても必要なのではないでしょうか。

加えて社会科です。医師といえども（もちろん病人もですが）社会のなかの一員ですが、病人の社会関係、社会的地位などのもろもろが、社会体系のなかでわかってこその治療だと思うのです。

社会とはタテ社会とヨコ社会からなりたっていると思います。これは大病院のなかをみても同じだと思います。院長先生の下に内科や外科やもろもろの部長がいて、その部長の下に医長（?）が位置していて、その下に医師がいます。同じように看護関係でもタテの規律・指揮系統があるはずです。ナースステーションのなかの看護師とて、責任者と新任者がすべて平等ということではないはずです。当然、会話のレベルも違うはずです。介護福祉士も同じだろうと思います。誰かの指揮系統のタテのなかに、同じレベルのヨコ社会があるはずです。そして、タテの指揮系統のなかにも、またヨコ並びにまたタテの系統が存在するはずです。

例をあげれば、内科のタテの指揮系統のなかに、ヨコに並んで外科のタテの指揮系統や、精神科のタテの指揮系統が存在するはずです。これは介護福祉士とて同じであろうと思います。大企業とそんなに変わりはない！　はずです、指揮・命令は。それで給料も違っているはずです。社長と平取締役が、同じ給料、同じ権限ということは絶対にありえません。そんな社会関係の構図を医師が勉強できていないとすれば、そんな社会関係で生活している、病んだ人の心や生活がわかるはずもなく、そういうことが医療ミスにもつながるのではないかと、素人ながら考えてしまいました。

しかし、私立系大学医学部の受験には、この大切な国語と社会の二つがどういうわけかありません。それどころか、物理です。それも生物を抜きにしての物理なのです。加えて非常に高度な難問だらけの数学です。医療ミスが続出してきた理由は、以上でなんとなくわかってきた気がしています。

しかし、この「医学教育 概論」を読んでいくと、著者である先生方がそんな不安を吹きとばすような医師像を描かせてくださり、そのための学び方を示してくださっているように思います。まともな医師になれるよう、この講義にもしっかり学んで大学の授業と上手に重ねあわせていくのは当然のこととして、あらためて社会関係や、社会に生きている日本語の勉強をしっかりと学び直しながら、立派な実力のある医師になる努力をしていこうと思います。

# 第2課　学びのゴールとしての医師像を描く必要性

## (1)　本講義は大学での学びの道しるべとして

医学生、看護学生のみなさん。

第1課では、まずみなさんが6年後あるいは4年後に、それぞれ医師あるいは看護師としての資格を取得してでていく現場の、厳しい現実についてお話ししました。みなさんの仕事は、人間の命すなわち〈生き死に〉をあずかる仕事であり、したがってその〈生き死に〉に関わるレベルでは、わずかなミスも許されないのです。でもそういう厳しい場所であるはずなのに、現実の医療現場では恐ろしいことにミスが続出し、医療の質が社会的に問われている現在であることをわかっていただこうと、いろいろ説いてきました。

そして、そのような現実は、医師および看護師を育てる教育内容のまずさによるものであるから、教育改革が必要であると叫ばれ、いろいろ試みられているにもかかわらず、残念ながら、実力のある医師や看護師を育てる教育体制が、今の大学にはないのが実情なので、本書において、人間の命をあずかる専門家としての実力をつけるにはどうしたらよいのかを、しっかりと学んでほしいということをお話ししました。

つまり、実力のある医師になろうという目的をもって医学部に入学したみなさんが、その一人前の実力のある医師になるためには、これから6年間、何をどのように学んでいったらよいのかをきちんとさし示す、本当の意味での医師になれるための「医学教育」に必要な「概論」を講義していくのが、本書の目的です。逆からいえば、このような「医学教育」のための「概論」を学ぶことなしに、大学でのそれぞれの教授の脈絡のない、それぞれの専門性のみの講義に突入してしまったら、地図と磁石をもたずにジャングルのなかに踏みこんでしまうのと、同じことになってしまいかねないのです。つまり、立派な医師になるためにこそ、それらの専門的なさまざまなことを学んだはずなのに、その専門性の知見を、実際の患者の〈生き死に〉の境の治療に役だてられない医師になってしまった、すなわち「実力のある医師になる」というゴールに到達できなかった、という悲しいことになってしまいかねないのです。

また、看護学生のみなさんにも本書を学んでほしいのは、将来実践現場で、みなさんと協力体制を組む相手である医師の専門性を理解できなければ、逆に自分の専門性も理解できないからであり、これについて詳しくは、前回でもいいましたように、著者の一人である瀬江千史が著わした『看護学と医学（上巻・下巻）』（前出）を読んでいただきたいと思います。

## (2) 学びの目的は実力ある医師になること

さて、あらためて聞きますが、大学医学部（または医科大学）に入学した医学生のみなさんの目的は、なんだったでしょうか。

それは、ほとんどの病気を治せる、すなわちほとんどの病んだ人達を救えるような医師になるということであるはずです。その意志があったからこそ、どんなにそこが難関であっても、医師を養成するための専門教育を行う大学医学部受験をと志し、合格できたのでしょう。それに対して、「いや、私はただ偏差値が高い学部にトライしてみたかっただけで、医師になりたいと思ったわけではない」とか、「親に勧められて受験しただけで、自分の意志ではない」という人がいれば、それは医師としては論外です。ただちにほかの学部へ変わるべきです。すなわち医師という仕事は、そういう生半可《ナマハンカ》な気持ちではできない、やってはいけない仕事ですから、そういう人は、もう一度自分の目的について考え直すべきでしょう。

そのような例外的な人を除いて、医学部の学生であるみなさんは、医師になることを目的として入学したはずです。したがって、みなさんは、そんな実力ある医師になるという目的のために、まず6年間の大学教育を受けるのです。つまり、みなさんがこれから学ぶ6年間は、あくまで実力ある医師になるためであって、医師国家試験に合格するという目的のためではありません。国家試験合格というのは、たんなる通過点でしかなく、けっしてゴールではないのです。

さて、そうすると、医学部に入学したみなさんが、まずあきらかにしなければならないことがあるはずです。なんでしょうか。それは、医師とは何か、すなわち医師としての真の実力とは何かをまずしっかりとわかることです。それがわからないと、これから6年間学んでいく内容が、医師になるためになぜ必要なのか、なぜ重要なのかがわからず、結局しっかりと学ばないままに卒業し、実力のない医師として患者の前に立たなければならないことになってしまいます。

みなさんは、かつて話題になったテレビドラマ『ブラックジャックによろしく』（TBSテレビ）をみたことがありますか。このドラマの第一回は、有名大学を卒業したばかりの主人公の研修医が、一人で当直の夜、重症患者を目の前にして、恐怖にふるえて何もできず、患者をおき去りにして逃亡してしまうという内容でした。この恐怖は、一人で当直する新人研修医は誰でも味わうものです。もちろんかつての著者達もそうでした。当直の夜、救急車のサイレンが病院の前でピタリと止まると、それがどれほど恐ろしかったことか……。

しかしドラマのなかで、逃亡した研修医を前に院長が、「おまえは医者だ。新人だろうが、半人前だろうが患者にとっておまえは医者だ」といったように、医師としての資格を得て患者を前にした以上、逃げることは絶対に許されるわけがありません。いかに実力がなくても、その時点での自分の医師としての全能力を傾けて、医師としての責任を果たさなければなりません。だからこそ、6年後になんとかその責任を果たせるように、6年間しっかりと学び、実力をつけておかなければならないのです。

いみじくも、この第一回のドラマの主人公のセリフに次のようなものがありました。「ありがとうって笑ってもらえる仕事がしたかった。テレビでみる医者はみんなカッコよくて……。最後には患者を救って、ありがとうって感謝されて……。医師免許を取れば自然にそういう医者になれると思っていた……。」

このセリフほど、とんでもないかん違いはありません。というのは医師国家試験に合格したということは、たんに、医師として必要な知識を記憶したというレベルにしかすぎません。もちろんその知識そのものは、絶対に医師にとって必要なことです。しかし、これだけでは実力ある医師にはなれない、つまり医師としての実力にはほど遠いものです。ましてや、患者を救って感謝される医師には、当然になっているはずもないのです。

「えっ!? いったいそれ以外何が必要なのですか」と、知識を暗記して、見事医学部に合格したみなさんは思うかもしれません。ですから、ここはたとえは悪いかもしれませんが、運転免許試験に合格したにしても、それでただちに箱根の山道を一人で走れますか、あるいは東名高速道路を一人で運転できますか、というようなことです。

それをあなた達の例でかんたんにいえば、現実の患者を目の前にしたときに、その個別性、多様性に対応して、自らのアタマに記憶した知識を総動員して自由・自在に使える、そういう医師としての実力を発揮できますかということです。それは当然に不可能です。そうなるためには、そうなれるように努力して、その技《ワザ》をつくることです。そういう技をつくっていかないと、記憶した知識はなんの役にもたたないのです。

たしかに医師として必要な知識は、これから大学でたっぷりと学ぶことになりますが、それだけでは無理だといいました。したがって、本書では、実力ある医師としての技（これは認識と実体の両方の技を含みます）をしっかりとつくるには、どうしたらよいかを学んでもらうことになります。この医師としての技についてはいずれ詳しくお話しします。

## (3) ゴールである「医師像」にすべての学びを収斂させる

さて話をもとにもどしますと、医学生であるみなさんが、大学で学ぶ目的は、実力ある医師になるためでした。したがって、入学したみなさんに、まずしっかりとわかってもらわなければならないことは、実力があるかないかはともかくとして、まずは医師とは何か、ということです。

本来「医学概論」とは、それを、新しく入学した医学生にわからせる講義から始めなければなりません。なぜならば、自分が将来めざすべき「医師像」がなければ、大学で6年間学ぶことが、医師になるためにどうつながるのか理解できず、その学びをおろそかにしてしまい、実力がつかずに卒業してしまいかねないからです。逆に、目的とする「医師像」がはっきりしていれば、6年間の、一般教養から始まり、基礎医学、臨床医学のすべての学びをそこに収斂させ、それなりの実力をもった医師として卒業することが可能だからです。

たとえばわかりやすく、さきほどの運転免許の例で説いてみましょう。みなさんが運転免許を取得するために、自動車教習所へかようばあいを考えてみてください。教習所では、車の運転の実技のほかに、車の構造や、交通法規についても教わりますね。これらをみなさんが、まじめに学ぶのは、ただたんに試験があるからではなく、免許を取って、街中の道路や高速道路を運転するときに、それらを知っておかなければ困るとわかっているからです。つまり、実際に自分が道路を運転している像を、具体的に思いうかべることができるから、それに必要なことを必要と思って学べるのです。

医学教育も同じです。まず、いうなればゴールである「医師像」を、みなさんのアタマにしっかりと描かせたうえで、そこに到達するのに必要なカリキュラムの内容を、そのゴールにつなげる形式で、すなわちその道程をきちんと辿らせながら、教えなければなりません。

ところが現実には、そのような教育を行っている大学医学部、あるいは医科大学はほとんどありません。「そんな!?」と思う人達は、みなさんが入学してすぐに受けた授業を思いだしてみてください。それらの授業は、みなさんに医師としての将来像を、具体的にイキイキと描かせてくれたでしょうか。なかったはずです。

ひどい大学では、医学部に入学した4月から、いきなり解剖実習を始めるところさえありました。これは、十数年前、大学において一般教養科目はなんの役にもたたないから廃止して、最初からもっと専門科目を教えるべきだという流れに乗って始まったものです。ちなみに、この大学の「一般教養廃止論」に反対して、著者の一人は1995年に刊行した『医学の復権』(前出)で、なぜ一般教養が必要かを論じたことがありました。あれから10年しかたたない現在、その著書で説いたことが日本の医科大学、医学部での常態となってしまいました。すなわち一般教養軽視によるあまりの学力低下に、再び大学における一般教養の必要性、重要性が叫ばれはじめ、今に至るも教育界の教育理論をもたない迷走ぶりを露呈しているのです。

それはさておき、その大学の教官から「入学してすぐに解剖実習を始めるのは、医学生に医学生としての自覚をもたせるためである」という話を聞いたとき、思わず「そんなバカな！」と叫んでしまいました。どうですか。みなさんはどう思いますか。たしかに解剖実習は医学部にしかない、特殊なものであり、解剖実習が始まると、医学生であることをいやおうなしに自覚させられることは事実でしょう。

しかし、「医師になるため」という明確な像を医学生に描かせないままに、いきなり解剖実習をさせたらどうなるでしょう。事実レベルでは、遺体を切り刻む犯罪者、猟奇者と同じようなこと（犯罪）にもなりかねないのです（これはもちろん極端な話ですが……）。そこまでいかなくても、なんでも手術すればよい、なんでも切りとればよいという医師を育てかねないのです。事実、適当にそこが患部だと錯覚して、患部でもない部分を勝手に切りとった医師が、ずいぶんと訴えられているでしょう。

人間のばあい、同じ行為でも目的によって、正当にも不当にもなるのであり、「解剖」という、人間にとって異常といえる行為は、「医師になるために不可欠である」ということが納得できて、初めて行えるものであり、行ってよいものです。そのような過程を踏ませないで、入学したばかりの医学生にいきなり解剖実習をさせたことによって、精神神経科を受診することになった医学生が少なからずいる、ということにもなりかねないのです。

### (4)　解剖実習も医師としての実力のためにこそ

そもそも解剖というものは、医師によって歴史的にどのように行われてきたか、みなさんは知っていますか。歴史的にみても、医師が患者をいきなり解剖するということは、絶対にありませんでした。医師は、まず病人を、病人の患いをみるのであり、その病人をなんとか助けたいという思いで、さまざまな治療をするのです。そして、その治療のおかげで（あるいはそうでなくても）、病人が回復し元気になれば、医師には、何も問題は生じません。

しかし、いくら治療をしても、病人の症状が悪化していったり、あるいは助かると思った患者が、予想に反して死に至ったりすれば、医師は悩み、苦しみます。そしてなんとかその原因を知りたいと渇望するものです。その医師の病気に対する切実な思いが、死に至った病人の解剖へと向かわせたのであり、さらに病人の体のなかの変化を知るためにこそ、正常な人間の体のしくみを知る必要に迫られて、内部への切りこみ、すなわち患部への解剖があったのです。

みなさんは、手塚治虫さんの漫画『陽だまりの樹』（小学館）を読んだことがありますか。『ブラック・ジャック』（秋田書店）の作者でもある手塚治虫さんが医師であったことは、みなさんも知っていると思いますが、この『陽だまりの樹』は、幕末の蘭方医、手塚良庵を主人公にしたものです。そのなかに、次のような場面がありました。

緒方洪庵の適塾に入門を許された良庵が、大阪についてすぐに、ふとしたことから、遊女の腹痛に立ち会うことになります。良庵はその腹痛を盲腸の炎症と診断しますが、主治医である漢方医は、腸にいる虫のせいと診断し、虫くだしを飲ませます。当時、漢方医が隆盛を極めており、蘭方医は外科以外の治療を禁じられていたため、良庵は泣く泣く手をひきますが、その後患者は急変し、彼は盲腸の炎症による壊疽と診断し、開腹手術を行おうと決意します。しかし、メスなど手術道具を並べてはみたものの、解剖図をみたことがあるだけで一度も開腹手術を行ったことのない良庵は、結局手術にふみきることができず、患者を死なせてしまいます。

何もできずに遊女を死なせてしまった良庵は悲嘆にくれ、せめて腹痛から死に至った原因がなんであったのかをはっきりさせたいと、禁制を犯して「腑分《フワ》け」（解剖のことです。医学生のみなさんならわかりますね）を断行しようとします。しかし、偶然のことからその「腑分け」は奉行の許可を受けた適塾の先輩が行うこととなり、良庵はそこに立ち会うのですが、その「腑分け」をみて愕然としてしまいます。なぜなら、良庵はたしかに診立《ミタ》てはまちがいなかったものの、初めてみる人間の腹のなかの複雑さに圧倒され、もしあのままあのとき手術をしていたら、確実に患者を殺していたと悟り、医師としての自信を失うのです。

以上の場面からもわかってもらいたいことは、歴史的に西洋でも日本でも、現実的には禁制を犯してまでも解剖が行われてきたのですが、その行為の原動力は、医師達の「病気の本態を知りたい、知ってなんとか病気を治したい」という渇望だったのだということです。

したがって、大学での医学教育においても、本来なら当然にその歴史的過程を辿らせなければなりません。すなわち、入学早々いきなり解剖実習をさせるなどといった、くだらないことをやってよいわけはなく、医師になることが目的である医学生に、医師とは何かをしっかりとわからせたうえで、そのような医師になるために、なぜ解剖学を学び、解剖実習をしなければならないのかを理解させ、それから初めて実習に入らせなければならないのです。

そうでないと、せっかく解剖実習で、骨や筋肉の名前を覚え、血管や神経の走行を覚えても、医師としての実践にたいして役にたたないということになってしまいます。医師としての実践に役にたつ解剖実習というのは、かんたんにいえば、医師として現実の患者にむきあい診察をする過程で、生きているその患者の体のなかの構造を、まるで透けてみえるように思い描くことができるような実力を、医学生につけさせることです。

もちろんこのような学びが必要であることは、解剖実習に限ったことではありません。

一般教養科目も、基礎医学科目も、臨床医学科目も、6年間の学びのすべてが、みなさんが6年後に医師として、患者の前に立ったときに、医師の実力としてしっかりと役にたってくれるものでなければならないのです。みなさんは、そういう学びをしなければならないのであり、それが医師としての技をつくることになるのです。

### (5) 医師とは何かを具体的にイメージする

これまでいろいろお話ししてきましたが、今回の講義で一番大事なことは、入学した医学生のみなさんに、まずわかってもらわなければならないことは、「医師とは何か」であるということでしたので、話をそこにもどしましょう。

あらためて、みなさんに「医師とは何か」と質問したら、どう答えますか。テレビドラマでみた医師、自分が病気で病院に行ったとき診察をした医師などを思いうかべながら、考えてみてください。端的にいえば、医師とは、人間の病気の診断をし、治療をする人です。

では、それに対して、看護師とはなんでしょうか。看護とは何かについては、看護学を科学的に体系化された薄井坦子先生の歴史的名著『科学的看護論』（前出）に、看護とは「生命力の消耗を最小にするように生活過程をととのえる」ことであるとの見事な定義がありますので、看護師とは、病気の人間の生命力の消耗を最小にするように生活過程を整える人であるといえます。

このように、医師と看護師とは、同じく病んだ人間に関わる職業でありながら専門性がまったく違うのであり、したがって大学での教育も当然に違うことになります。

さて、問題は次です。医師とは、人間の病気の診断と治療をする人であると、言葉でわかっても、なんの意味もありません。それがいったいどういうことなのかをわからなければなりません。それがわかるとはどういうことかをわかりやすくいえば、みなさんが現実に医師になって、目の前の患者の病気の診断と治療をしていくありさまを、およそ像としてアタマに描けるということです。

どうですか。みなさん思い描けますか。なかなか難しいと思います。白衣を着て、患者の前に座ったところまでは思い描けても、そのあと、どのようにして病気の診断に至るのか、具体的にイメージするのは難しいでしょう。

しかしわずか6年後に、医学生のみなさんは、それができなければなりません。それがしっかりとできなければ、思わぬ医療ミスを犯すということにもなりかねません。ある医科大学の6年生で、「研修医といぅのは、学生実習の延長で、指導医のあとについていればよいと思っていました」といった人がいましたが、これはとんでもない誤解です。研修医というのは、学生とはまったく違い、医師としての国家資格を取得しているのですから、あくまで医師なのであり、専門としての実力を要求されるのであり、とくに第一線の病院にあっては、一人前の戦力として、外来もまかされることになります。当然に医療ミスを犯したら一人前に訴えられ、被告として裁判所に立たされることにもなるのです。

だからこそ、入学して医学生になったときから、自分が医師として、人間の病気の診断をし、治療していくとはどういうことなのかを、だんだんにイメージできるようになっていかなければなりません。

## (6)　臨床実習直前に「医師像」を描いても遅すぎる

それに対して、次のようにいう医学生がいるかもしれません。「最近の医学教育では、医師としての実践教育は5年生の臨床実習が始まる前に行われることになっています。これまでの教育が知識偏重であったことを反省し、5年生になって実習が始まる前に、患者の診察などの基本的な実技教育を、シミュレーター、学生相互の実習（ロールプレイ）、模擬患者などを使ってやるそうです。そして、OSCE（オスキー）といわれる、診察の実技や態度を評価する試験を行い、それに合格しなければ、臨床実習を行う資格をもらえないそうです」。

しかし、それでは遅いのです。4年間の教育が終わってから、「医師像」を教えるのでは遅すぎます。なぜ遅いのかの理由は二つあります。

一つは、人間の病気の診断をし、治療をする医師としての技は、そんなにかんたんにつくりあげることはできないからです。たとえば、患者から、病気の診断に必要な情報を聞きだす「問診」一つを取っても、1〜2回模擬患者を相手に練習したからといって、臨床実習の、心や体が病んでいる実際の患者の問診（病気に関しての会話）がうまくいくはずがありません。これなどは、みなさんが心から好きになった相手との会話が、まずはうまくいかないという例で考えてみればわかるでしょう。相手は本当のことを話してくれますか。あなたも相手に聞きたいことを、きちんと口にできますか。

とくに最近のように、「スゴーイ！」とか「ウッソー！」とかいうかんたんな単語で、友人との会話がすんでしまっているみなさんが、患者自身が病気に関して忘れている事実や、いいたくない事実を聞きだすことがどれほど大変なことかは、自分の恋愛相手に過去のできごとを聞きだすことがどれほど大変かなどの例で、かんたんに想像はつくと思いますが……。

だからこそ、入学当初より「医師像」を明確にし、医師に必要なコミュニケーション技術を、日常生活のなかで鍛えていかなければならないのです。もちろん、医師として必要な技は、この問診術だけではありません。それらの技を、どうつくっていかなければならないのかについては、のちほどお話しします。

次に、4年終了時に「医師像」を教えるのでは遅すぎる二つ目の理由は、それでは4年間の教育が実りあるものにならないからです。これまでくりかえしお話ししてきたように、医学部におけるすべての教育は、みなさんが医師として患者を前にしたときに、役にたつものとしてなされなければなりません。さきほど、解剖実習についてお話ししたのはその一例ですが、すべての科目がそのように学ばれなければ意味がないのです。

たとえば、生理学で腎臓のはたらきについて学ぶときには、ただ教科書を読んで、糸球体濾過率はどうやって計算するかなどと丸暗記しても意味はなく、目の前の患者の体のなかで、腎臓が血液中からさまざまなものをいったん濾しとり、必要なものは血液中にもどし、不要なものを尿として排泄している、その刻々とうつり変わるダイナミックな生理学的な化学変化のありさまを、思い描けるように学ばなければなりません。

また、生化学で解糖系の代謝過程を学ぶときには、ただただ代謝過程の物質名や酵素名を暗記しても意味はなく、そのような代謝が、目の前の患者の体のなかの、筋肉や肝臓や脳の細胞のなかで、しっかりと生きていくそのことのために、休むことなく行われていることを、躍動感をもってイメージできるように学ばなければなりません。

一般教養科目から、基礎科目、臨床科目のすべてをこのように学んでいくことによって、その学びが医師としての実力へと収斂することになるのです。だからこそ、入学したばかりの医学生に、現実の「医師像」をしっかりともたせなければならないのです。

## (7) 新入生に「医師像」を描かせる「導入実習」を

さて、以上のようにいいますと、みなさんは、「えーっ!? どうすればいいのですか。入学したばかりの医学生に、医師の仕事などできるわけがないでしょう!」と叫ぶかもしれません。そのとおりです。何も医師の仕事をするようにいっているのではありません。入学したばかりの医学生に大事なことは、自らが将来なる現実の「医師像」を、アバウトながら思い描けるようになることです。

そのために必要なことはなんでしょうか。それは「百聞は一見に如かず」の諺のとおりに、診療現場をみせることです。それも、大学病院のように特殊な偏った病気の人しか来ないところではなく、カゼや下痢など、ごくありふれた病人が次々とやってくる、市中の診療所や病院で、医師がいったい人間の病気をどのように診断し、治療しているのかをみせることです。大学病院では、カゼやたんなる下痢などは病気としてはカウントすらされません。つまり、それらを病気とは思ってもいない医師が大半なのが現実なのです。なぜ、この大学病院の体質がまずいのか、そしてなぜ最初に医学生にみせるのは、ありふれた病人でなければならないのかについては、のちほど詳しくお話しします。

本来の医学教育カリキュラムとしては、「医学概論」の入門講義が終わった時点で、「初期実習」あるいは「導入実習」とでもいうべき、「医師像」を明確にするための現場での実習を1～2週間組むことが望まれます。しかし現実には、医学教育改革を推進しようとする医師達も、そのような必要性を認識しないため、行われていません。また、そのような実習の必要性を認識したとしても、医学生を受けいれて、明確な「医師像」を医学生のアタマに描かせるだけの指導ができる医師がいないことも現実です。

## (8) 医師の実践場面を具体的に描くために、症例を提示する

「では、どうすればいいのですか……」と、まじめな医学生は途方に暮れるかもしれません。そこで、みなさんに、症例を一つ提示することにします。みなさんは、「えー！ まだ入学したばかりで、何も教わっていないのに、病気のことなど何も知らないのに、どうしていきなり症例なの？」と不審に思うかもしれません。

しかし、本来なら、著者達の診療現場で、現実の医師としての実践をみせながら、みなさんのアタマのなかに「医師像」、すなわち、医師とは、どのようにして人間の病気の診断をし、治療していくのかの具体的な像を描かせていくのが望ましいのですが、それはかないませんので、せめて本講義で行ってもらおうということです。いきなり症例を提示して、入学したての医学生のみなさんは面食らうかもしれませんが、そういう意図があるのです。

さて、ではそういう意図をくんで、自分が医師として患者を前にした場面と思いながら、症例を読んでみてください。これはみなさんが研修医として内科外来にでたばあい、すぐ

にでも遭遇する、ごくありふれた病気の実例であるにもかかわらず、大学では「こんな初歩的なやさしい病気など、とうてい大学医学部でまともに取りあげてよい症例とはいえない」として、教官達に一蹴されるであろう症例です。しかし本当は、通常の病院や診療所の医師にとって、とても大切な症例なのです。

そして、大学レベルではこのような症例は軽くみられ、あるいは軽蔑され、疎んじられていることこそが、現在の大学の医学教育がダメな原因なのです。つまり、これをしっかりやらないからこそ、この大切さがわからないからこそ、まともな医師は育たない、医療ミスをおこしかねない医師を世に送りだしてしまうという症例の一つです。そこをわかって、まずはしっかり読んでください。

〔症例1〕 34歳　男性
〈主　訴〉 発熱・咳・痰・下痢
〈家族歴〉 特記すべきことなし
〈既往歴〉 肝障害（3年前）、薬のアレルギーなし

〈生活歴〉　3年前からタクシー運転手をしており、現在独身、一人暮らし。食事は3食ともコンビニ弁当、アルコール飲まない、タバコ吸わない。趣味は鉄道(乗る・見る・写真を撮る)。

〈現病歴〉　平成13年2月18日、体がだるく、体調が悪いと感じた。

2月20日、40度台の発熱・食思不振・左頭痛出現。頭痛は左のこめかみのところがズキンズキンと痛く、夜眠れなかった。

2月22日、当院受診。血圧110/60mmHg、咽頭の発赤のほかは、胸・腹部に異常を認めなかった。咽頭のインフルエンザ抗原陰性。頭部CT施行。また血液検査で白血球は12130/mm$^3$と高値であり、GOT(AST)38IU/l・GPT(ALT)81IU/lと肝障害を認めた。点滴700cc、ペントシリン2g・強力ネオミノファーゲンC40cc点滴。ボルタレン座薬(25mg)投与。ボルタレン(25mg)3T/日・ネオファーゲンC6T/日・バナン2T/日・タミフル2C/日を5日間処方される。

2月23日、当院神経内科受診。体温37・2度、神経診察に異常所見はなく、頭部CTも正常であった。2月24日、咳・白色痰出現し、夜眠れなかった。

2月25日、夕方大量の水様下痢が1回あった。

２月26日、体温39・2度、咽頭痛出現し、当院受診。胸部Ｘ線写真上、左下葉野に浸潤影を認めた。またＧＯＴ（ＡＳＴ）95IU/l・ＧＰＴ（ＡＬＴ）131IU/lと肝障害の増悪を認めた。外来でペントシリン２ｇの点滴・メチロン１Ａ筋注後、同日、肺炎・肝障害の診断にて入院となる。

いかがでしょうか。まだ入学したての医学生のみなさんには、専門用語が入り、読むだけでも難しいかもしれませんね。でもここに書かれてあることは、研修医としてみなさんが病院の外来診療にでたばあいの、日常的な実践のあり方そのものなのです。したがって、自分が医師として、外来で診察する場面を想像しながら、何回か読んで、内容を暗記できるくらいになってください。

本来、医師としての実践はどうあらねばならないのかを、このあとの医師の実践を紹介しながら解説していきます。この症例の検討は、外来で最初に担当した医師と、次に入院後それをひきついで担当した医師の二つのパートになります。以上に示した枠内の事実は、最初の外来の担当医師のカルテです。これが現在日本中のあちこちで行われかねない、現実の医療の一場面です。

では、われわれの研究会のメンバーである医師は、これをどうひきついで、この患者の病気に立ち向かうことになるのでしょうか。そこをふまえて、だからこそみなさんがそのために、これからの医学部での6年間をどう学ばなければならないのかの講義をしていきます。

## (9) カルテから、医師の行為を観念的に追体験する

さて、まずは、外来カルテに記載された事実を検討してみましょう。カルテというのは、医師が書く診療記録であることは、みなさんも知っていますね。カルテにこのように記載するためには、医師と患者のあいだにどのようなやりとりがあったのか、そして医師は、アタマのなかで何を考え、何を問いかけ、その結果どう行動したのかを、みなさんが医師になったつもりで想像してみてください。

診察室のみなさんの机にカルテがだされ、患者が呼ばれます。カルテには名前と年齢が書いてあり、入ってきた患者をみれば、男性であることがわかります。しかしそれ以上の

ことは、みなさんの実力ではとうていわかることは不可能ですから、診断するために、どうしてもまずは、「どうなさいましたか？」と聞くことになるでしょう。

すると患者は、「熱がでて、アタマが痛くて眠れない」といいます。そこでみなさんは、「熱は何度くらいですか、いつごろからですか」、「のどは痛いですか、咳はでますか、吐き気はありますか、……」などといろいろ聞き、その次に診察をします。診察をして「咽頭の発赤のほかは、胸・腹部に異常を認めなかった」というのは、咽頭をみて、正常より赤いと判断できたということであり、聴診器による呼吸音あるいは心音の聴診、さらに腹部の触診などで、正常と判断できたということです。

さらに、「インフルエンザ抗原陰性」とは、２月というインフルエンザの流行期をアタマにおいて、高熱と頭痛からインフルエンザを疑ったということであり、「頭部ＣＴ施行」ということは、さらに髄膜炎等、脳の重い病気を疑ったということです。また「白血球は12130/mm$^3$と高値」とあるのは、白血球が増加しているか減少しているかによって、熱の原因が細菌感染なのか、ウイルス感染なのかの予測ができるので検査をしたのであり、「ＧＯＴ（ＡＳＴ）38IU/$l$・ＧＰＴ（ＡＬＴ）81IU/$l$と肝障害を認めた」とあるのは、「今までに何か病気をしたことがありますか」と聞いたことに対して、「３年前に、肝臓を悪くしました」という答が返ってきたために確認したものです。

そして、これらの問診、診察、検査結果などから、医師であるみなさんは、点滴と注射を行い、薬剤を5日分処方し、患者を自宅へ帰しました。

どうですか、みなさん。この医師の診療実践を観念的に体験してみて、どう思いましたか。これは紙面の関係で、前半部分の、それも要点だけをおおまかに書いただけであり、実際の医師のアタマのなかは、少なく見積もってもこの百倍くらいのもろもろの像が次から次へと流れている、つまり百倍くらいの思いをめぐらしているのです。医師は限られた時間のなかで、さまざまな病気の可能性を思いうかべながら、一人で診察し、一人で検査を選択し、一人で結果を判断し、一人で治療方針を決断するのです。

これが、外来での医師のごくありふれた業務です。ここに書かれた、聞いたこともない薬剤を熟知して、まちがいなく使うことだけでも大変なことだと思いませんか。ましてや、カルテの後半部分に書いてあるように、再び発熱して来院した患者を、肺炎ではないかと疑って、胸部レントゲンを撮り、その結果肺炎の像があるので、入院させるという一連の行為は、医師が自らのアタマで判断し、決断していかなければならないことです。

もし、ここで一つでも判断ミスがあり、そのまま患者を入院させずに帰したとしたら……と考えたら、みなさんゾッとしませんか。数年前におきた、割り箸をのどにさして来院した患児を、「たいしたことはない」と判断して帰して死亡させた医師も、けっして悪意があったわけではなく、本当は医師としての能力（実力）不足による、単純な判断ミスでしかないのです。でも医師のミスで殺されたと思うしかない患者の家族には、とうてい許せるものではないでしょう。どうしてそんな実力のない医師がいるのだ、いていいわけがないと訴えるのは当然です。

いかがでしょうか、みなさん。自分が、医師として自分の力で人間の病気を診断し、治療していくありさまを具体的に考えてみると、医師としての実力をしっかりつけておかないと、どれほど恐ろしいことになるか、少しはわかりかけてきたでしょうか。しかし、その恐ろしさはこれでは終わらないのです。みなさんには、もっと恐ろしいことをいわなければなりません。

それは、この患者を外来で担当した医師は、この外来カルテをみる限り、世にいう「藪《ヤブ》医者」の類であるということです。「えー、どこが藪医者なのですか。肺炎ということをしっかり診断して、入院させた医師でしょう？」とみなさんは思うでしょうね。

しかし、このカルテには、それがしっかりとあらわれているのです。それがいったいどういうことなのか、本来医師としては、この症例はどうしなければならなかったのかについては、次回の講義で、この患者が入院したあと主治医となった、この症例の提供者であるA医師の実践を示しながら、お話ししていきます。そうすると、みなさんが、医師として人間の病気を診断し、治療するには、入学時からどのような学びをしていかなければならないのかが、わかってくると思います。

看護学生のみなさんも同じです。4年後には、みなさんは資格をもった看護師になるのであり、みなさんが受けもった患者の「生命力の消耗を最小にするように生活過程を整える」ことができるような実力をつけるには、入学したそのときから、どのような学びをしていったらよいのかを、しっかりと考えてほしいと思います。

みなさんが本来受けなければならない看護教育については、幸せなことに、前回の講義でお話ししたように、看護学を科学的に体系化された薄井坦子先生が、道をさし示してくださっています。『科学的看護論』『看護の原点を求めて』(前出)、『看護学原論講義』(前出)など、薄井先生の著書をしっかり学んでください。さらに、みなさんが看護師としての実力をつけていくにはどうしたらよいのかを、具体的に説いてくださっている、南鄕継正先生の『なんごうつぐまさが説く看護学科・心理学科学生への〝夢〟講義(第一巻)』(現代社)も、看護学生のみなさんの必読書ですから、ぜひ学んでください。

## ◇医学生の学び〔Propyläen zur Wissenshaft〕２

医学生　北条　亮

### 〈１〉

憧れていた医学部に入学し、医学生としての本当の生活が始まりました。教室の窓からみえる川の水面には桜の花びらが浮かび、とても穏やかに時が流れているのを感じます。つい数ヵ月前の入試のときとは、すべてが違ってみえるから不思議です。

配布された授業案内には、「医学概論」の時間がありました。「私の大学での『医学概論』の授業は、『医学教育 概論』の先生方が説いてくださるような、将来の『医師像』をおぼろげながらでも描かせてくれるだろうか……」と、ほんの少しの期待と、大部分のあきらめをもって、授業に臨みました。

実際の「医学概論」の授業では、ヒポクラテスの「医の倫理」や、尊厳死、高齢化社会や、心理学の分野の話など、広く浅い知識を学びました。なぜここで私が「知識を学んだ」とあえて表現したかといいますと、各専門分野の先生方が口をそろえて必ずこういわれたのです。「これは国家試験にでますよ」と。

「医学概論」が退屈な授業だと決めこんで、あまり真剣に講義を聞かない私達学生の態度が悪かったのは事実ですし、私達が反省すべきところではあります。しかしながら、学生達に「医学概論」の授業に興味をもたせるため、先生方が口にされた「国家試験」という言葉に、私はがっかりしてしまいました。なぜなら、この言葉で、先生方の考える「医学概論」の目的が、「学生達を国家試験に合格させること」であり、けっして「学生達に将来の医師像を描かせよう」というものではないことが、あきらかになってしまったからです。

また、各先生方は、自分の専門分野を自分が話したいように話していかれ、それぞれの分野間のつながりがほとんどみえてこないので、この「医学概論」という授業はいったいなんのためなのか、この授業をどのように位置づければよいのか大変に困ってしまいました。

それでも、「医学概論」の授業の一環で、大学病院の見学が行われることを知って、心は躍りました。「そこでなら、将来の医師像が描けるかもしれない！」と、おおいに期待したからです。しかし残念なことに、実際に患者さんを診察している医師の姿はまったくみることはできず、薬剤部や給食室、リハビリ室、検査室、などを歩いてまわっただけでした。「大学病院では、大勢の専門職の人がはたらいているのだな」という感想をもっただけで、私が6年後の自分の姿を重ねられるかもしれないと期待していた、肝心の「医師像」は全然描けませんでした。

〈2〉

がっかりしていてもしかたがないので、「大学の授業で『医師像』を描かせてもらえないならば、自分で『医師像』を描こう」と思い、実際の医療現場を見学させていただける市中の診療所を探し、本物の医師と本物の患者さんによる、診察室でのやりとりをみせていただきました。

患者さんが診察室に入ってきて、先生の前にある椅子に腰をかけました。椅子への座り方一つをみても、ドスンと座る人、そろりと座る人、浅く腰をかける人、深く腰をかける人、足を組む人、足を投げだす人、といろいろで、一人として同じ座り方をすることはありませんでした。「なるほど、人間というものは、ここまで個性的なのだな。座り方一つみても、その人の普段の性格（クセ）が、ここまででてくるものなのだな」とあらためて感心（?）しました。

先生が「どうしましたか?」と声をかけられると、「カゼをひいたみたいで……」と患者さんは話しはじめました。先生は「いつからどんな症状がありますか?」「熱は何度くらい?」と聞かれ、さらに「食事は取れていますか?」「あまり食欲がなくて……」、「水分は?」「水分は、まあ、取っています」、「ほかに症状は?」……という具合に会話が進んでいき、この先生と患者さんの会話には、とてもなめらかな流れを感じました。

しかし、そのあとの患者さんのなかには、堰《セキ》を切ったように話しだし、止まらなくなる人もいれば、自分の口からはほとんどなんの言葉も発せず、先生の問いかけにただ頷いたり、首を振ったりするだけで答えているつもりの人もいました。

その側で私は、大津波のように次から次へと話しだす患者さんは、話の途中で医師が口をはさんだり、話を中断させてしまうと、おそらく「あの先生は、私の話を全然聞いてくれない!」と不満をもつのだろうな、と思いましたが、「だからといって次の患者さんも待っているこの状況で、この患者さんに話したいだけ話をさせるわけにはいかないし……。私が医者だったら、どのようにしたらよいのだろう」と思い、ドキドキしながらみていました。

するとその先生は、びっくりしたことに、患者さんの話に相づちを打たれながら、一言、また一言と、診断に必要と思われる質問を会話のなかに入れておられました。患者さんは、自分の話したいことでアタマがいっぱいなのにもかかわらず、自分の話の流れに逆らわない、むしろ話の流れを促進する合いの手のような現象形態を呈する先生の質問に、次々と答えていきました。

先生はそこから診断、治療へとアタマをはたらかされたようですし、当の患者さんは、自分の気のすむまで先生に話し尽くしたという満足感でいっぱいになっていました。

これをみて私は、「今のままの私なら、もしかしたら患者さんの余計と思われる話に対して、嫌な顔なり態度なりを示してしまったかもしれない、もしくは話をただ延々と聞いてしまい、診断もつかずに困り果てていたかもしれない。このような現場の恐怖を1年生のうちに知ることができてよかった」と思いました。といいますのは、このようなことを医師になって初めて気づいたのでは、あまりにも遅すぎて、取りかえしがつかないからです。今から日常生活でも会話の練習をしておかないと、医師としての問診の「技」にまで磨きあげることができないと思ったからです。

〈3〉

市中の診療所を見学することによって、将来の自分のあるべき姿、すなわち医師とはそもそもどういうことをする人なのかの「医師像」を、アバウトながらとても具体的に描くことができました。

さらに、診療所だからこそ学べたのだな、と思ったことが二つありました。

一つは、先生はよく患者さんに「おっ、しばらくみないうちに大きくなったな」とか、「あのあと、おばあちゃんの様子はどう?」とかをお話しされます。前者は、小さいころからその患者さんを診ているからですし、後者は、患者さんとその家族のことを知っているからできる会話だと思い、ここに診療所の特長の一つをみたように思いました。

すなわち、患者さんを家族ごと知ることで、その患者さんを家族の一員として位置づけ、小社会ではありますが、少なくとも社会のなかの一人としてとらえることができるということです。そして、親子だけでなく、三代、四代とその家族を診ることで、患者さんとの信頼関係が築かれていくのはもちろんのこと、その家族の個別性がみえてきたりすると思われます。

こういうことを経験せずに、突然大学病院の診察を行っても、一人の患者さんは一人の患者さんとしてしか診られず、その患者さんの環境(家族構成など)に目を向けることよりも、患者さんのなかにある病気だけに注意を払ってしまうことになるのではないか、と思いました。だからといって、大病院での診察時に、ていねいに時間をかけて、その人の生い立ちから家族構成までを詳しく聞いているわけにはいきません。ですから、大病院の外来で診察をする医師には、よほどに短時間で必要な情報を聞きだす会話力と、そこから患者さんの過去・現在・未来の像をイメージする力が要求されるのだな、と思いました。

次に、診療所だからこそ学べたと思った二つ目は、患者さんの病状がわかりやすいことです。診療所には、ちょっとした咳や鼻水、のどの痛み、下痢などのいわゆる「カゼ」といわれる症状の人が多く来ます。その患者さん達の多くは、普段はほとんど健康で、なんの問題もないのですが、仕事で無理をしたとか、定期試験で夜更かしをしたとか、体が冷えた状態が続いたとか、脂っこいものを食べたとかの、なんらかのあきらかな原因があって、その結果、体調を崩して診察を受けに来ます。ですから、そこを反省して安静にしていれば、たいていのばあい、治ってしまいます。

そのために、病気といわれる状態になるまで、そしてそれが治るまでを、人間の生理構造のどこがどのように歪み、その歪みをどのようにしてもとにもどすことができたかの過程を、とてもわかりやすくとらえることができました。

しかしながらそういう患者さん達に混じって、なかには生活を聞いても、薬を処方しても、血液検査をしても原因が特定できず、なかなか改善しない患者さんもいます。そういう方は精密検査を含めて、大病院へ紹介することになるのでしょうが、もし私が研修医として大病院にいたとしたら、このように紹介されてきた患者さんを正確に診断し治療できるのか、とても不安になりました。このように紹介されてきた患者さんは、もともとが健康体でないことが多く、慢性の何かの病気をもっていたりするので、慣れない研修医が、このような二重三重の病気を抱える患者さんの診断治療をすることは、あまりにも医療のレベルが高すぎると思いました。

このように診療所には、通常はカゼやカゼをこじらせた人達が多いのですが、なかには大病を隠しもっている人もいます。それをみのがすと大変なことになってしまうので、そのようなことがないように、これから大学で習う「病気」については、しっかりとアタマに叩きこんでおかなければならないな、と思いました。

それと同時に、患者さんにはいろいろな性格や職種の人がいるので、本や映画などで社会や人間についてしっかりと勉強をしておかないと、患者さんとの会話がうまくいかず、必要な情報も聞きだせず、誤診をしてしまうかもしれないと思うと、背筋が寒くなりました。

# 第3課　病気の診断に至る医師のアタマのはたらきを辿る

## (1)　症例検討により「医師とは何か」を実感として描く

医学生、看護学生のみなさん。

第2課では、医師とは何か、すなわち医師としての真の実力とは何かをわかっていただくために、症例を提示しました。そもそも本講義は、医学生のみなさんには、自分が目的とする、実力ある医師になるために、大学での6年間をどのように学んでいったらよいのかの道しるべを示すために、また看護学生のみなさんには、将来仕事上のパートナーとなる医師とはなんなのか、看護師とどう役割を分担しているのかを理解してもらうために始めたものです。

本来なら、入学した最初の講義が、そのような内容をもった「医学概論」講義であるべきなのに、大学において、それが皆無のため、せっかく6年間学んでも、医師としての実力がつかないままに卒業し、あげくのはては、医療ミスをひきおこしてしまうというような、恐ろしい現実があるからです。つい先日、東京大学医学部を卒業したばかりの研修医が、麻酔中の輸血操作を誤って、患者を重体に陥らせたというニュースに、みなさんは戦慄を覚えたのではないでしょうか。明日は、我が身……と。

さて、大学医学部、あるいは医科大学に入学したみなさんの目的は、医師になることのはずです。したがって、大学でのこれから6年間の学びは、すべて、医師になるため、それも実力をもった医師になるためでなければなりません。

そしてそのためには、つまりこれからの学びのすべてを、医師になることに収斂させるためには、まず、医師とは何かを理解しなければなりません。それも、実感として……です。本当なら、みなさんに現場で実習をしてもらいながら教育するのが一番よいのですが、それはかなわないませんので、せめて、この講義で追体験をしてもらおうと、前回の講義で症例を提示したのです。

## (2)〔症例1〕の医師は「藪医者」である！

　前回の講義の〔症例1〕で示したものは、34歳の男性が、初めて病院を受診してから、肺炎で入院するまでの、外来カルテに記載された内容です。カルテには当然に、患者についての事実が記載されているわけですが、医師がそのように記載するためには、患者とのあいだにどのようなやりとりがあったのか、そして医師はアタマのなかで何を考え、何を問いかけ、その結果何をしたのかを、かんたんながら解説しました。

　いかがでしたか。自分が医師になったとき、患者を前にして、何をどうしていくのか、少しはイメージできたでしょうか。医師はこのように、限られた時間のなかで、さまざまな病気の可能性を思いうかべながら、一人で診察し、一人で検査を選択し、一人で結果を判断し、一人で治療方針を決断する（しなければならない）のです。その過程で、一つでも自分の判断ミスがあったら、どんな医療ミスとして問われることになるのか……と思うと、みなさんは不安どころか、恐ろしくさえなりませんか。

さて、前回の講義の最後に、「この患者を外来で担当した医師は、この外来カルテをみる限り、世にいう『藪医者』の類である」と話しました。今回は、ここをみなさんにしっかりとわかってもらわなければなりません。「藪医者」という言葉はもちろんわかりますね。『広辞苑（第5版）』（岩波書店）によれば「（「藪」は野巫（やぶ）の意で、当て字）医術のつたない医者」と書いてあります。要するに、適確な診断、適確な治療のできない医者、誤診、誤治療ばかりする医者のことです。

しかし、みなさんはこの〔症例1〕を読んで、「えー!? どこが藪医者なのですか。肺炎ということをしっかりと診断して入院させた医師でしょう……」と思ったはずです。そうです。そのとおりです。でもこの人物は藪医者なのです。それはいったい、どういうことでしょうか。もう一度、前回の講義の〔症例1〕をよく読んでください。

「何回読んでもわかりません。なぜ藪医者なのか……」とみなさんは途方に暮れるかもしれません。大学に入学したばかりで、まだ病気についても、治療についても、何も学んでいないみなさんであれば、当然のことといえるでしょう。しかし、問題なのは、みなさんの先輩達、現在診療の第一線で日々診療を行っている医師達にも、「なぜこれが藪医者なのか」の本当の意味は、おそらくわかってはいないだろうということです。

病院や大学の医師達に、この症例をみせると、何人かは部分的な誤りは指摘するかもしれません。たとえば、「咽頭のインフルエンザ抗原が陰性なのに、インフルエンザに対する薬であるタミフルを投与するのはおかしい。しかも、もともと肝障害があり、薬の投与はなるべく最小限にしなければならない患者なのに……」とか、「このような患者の症状で、なぜいきなり頭部CTまで撮るのだろう。これは過剰診療である」とか、です。

これらは、たしかにそのとおりです。これだけでも、この症例の医師は充分に藪医者といってもよいのですが、この医師を藪医者と呼ばなければならない本当の理由は、そんなことではないのです。それは何かといえば「この患者を肺炎にまで至らしめた」ということです。

このようにいうと、みなさんは驚いて、次のようにいうかもしれません。「そんな！この患者が肺炎になったのはしかたがなかったんでしょう。抗生物質だってきちんと投与していたのだから……。それを、医師が肺炎にさせたかのようにいうのは、いくらなんでもひどいのでは……」と。

もちろん、この医師が、意図的にあるいは悪意をもって、患者を肺炎にさせたわけでは絶対にありません。しかし、医師の専門家としての実力不足が、この患者を肺炎にまで至らしめたことはたしかな！事実なのです。それはいったい、どういうことでしょうか。

## (3) 診断までの医師のアタマのはたらきを辿る

さてみなさんに、なぜこの医師を藪医者と呼ぶのか、呼ばなければならないのかを理解してもらうためには、この医師のアタマのなかをのぞいてもらわなければなりません。つまり、この医師は、患者を前にして、何をどのように考えたのかを、どうしても知ってもらわなければなりません。

そういえば、少し前のテレビで、「日ごろみなさんが病院にかかって、医者の診察について疑問に思っていること、不安に思っていること」をテーマにした番組がありました。そのなかの質問の一つに、「ある病院を受診したときに、診察のあと先生が『うーん』といって何かを考えている様子で、最後に一言『様子をみましょう。1週間後に来てください』といいました。その1週間がとても不安で、待つのがつらかったのですが、『うーん』と考えているときの先生のアタマのなかには、どんなことが浮かんでいるのでしょうか」というものがありました。

それに対して、その番組に出演していた医師は、図を使いながら、およそ次のように答えていました。「たとえば、患者さんが『おなかが痛い』と訴えたばあい、医者のアタマのなかには、五つ六つくらいの病名が浮かびます。もっともそれは、かなりベテランの医者であり、経験が浅い医者のばあいは、一つくらいしか病名が浮かばないこともあります。まあいずれにしても、それらの病名に対して、次にはそれぞれに必要な検査項目がアタマに浮かび、検査をして、結果をみて、診断し、治療していきます」。

このように、通常の医師は、患者を前にして患者自身の訴えを聞き、質問をし、診察し、必要な検査を行いながら、アタマのなかで何を思っているかというと、「これはなんの病気だろう」ということです。

このようにいうと、読者のみなさんは、「それは当然でしょう。前回の講義でも、医師とは、人間の病気の診断をし、治療をする人ですとありました。診断をするということは、その人の病気を確定することでしょうから」と思うでしょう。

たしかに、みなさんが、学年が進んで、臨床科目に入ると、一つ一つの病気の症状および検査データの特徴を教わり、覚えさせられます。たとえば、〔症例１〕の肺炎でいえば、一般的に肺炎の特徴的症状は、発熱、咳、痰であり、悪化すれば、胸痛や呼吸困難が生じ、聴診で胸部にラッセル音を聴取し、検査では、血液検査での炎症反応陽性や白血球の増加が特徴的で、胸部レントゲン撮影で確実に診断される、と教わります。

だからこそ、それをしっかり学んだ〔症例1〕の医師は、そのような手順を踏んで肺炎と診断し、入院させたのでした。しかし、これは本当に正しい手順といえるのでしょうか。問題ははたして「なかった！」のでしょうか。いいえ、はっきりと問題があるのです。しっかりと問題は存在していたのです。医学生、看護学生であるみなさんに、それをしっかりとここでわかっていただきたい、どうしてもわかっていただく必要があるのです。

### (4)「病気というもの」は本当にあるのか？

それではいったい、この医師のアタマのはたらかせ方の、どこに問題があるのでしょうか。

端的にいいます（断言します）と、それは「病気というものがある」と、この医師達がここで思っているということです。このようにいいますと、みなさんは、「エッ!? 病気というものはないのですか、そんなバカな！」と驚くかもしれません。

そうです。「病気」というものはないのです。でも、これには少し説明が必要でしょう。そこで、わかりやすくするために、まず、事実レベルから説いてみることにしましょう。

たとえばみなさん、「肺炎」という、いわゆる病気は知っていますね。では、その肺炎というものをだしてみなさいといわれたとしたら、とても困りませんか、つまり肺炎というものを実際にだせますか。できない！　でしょう。手術などの特別なばあいを除き、生きている肺臓そのものはだせませんし、ましてや肺炎というものはだせませんね。どうしてでしょう。それは以下のこと！　だからです。しっかりと読んでいってください。

肺炎というのは、かんたんにいいますと人間の体が、とくにその肺が病んでいる状態です。難しい哲学用語を使えば、肺炎の実体は人間の体の構造の一部である内臓のなかの、一つの臓器そのものである（でしかない！）ということであり、肺炎をだしてみなさいといわれれば、肺を病んでいる人間をだすしかありません。

このようにいえば、みなさんは「それはそうでしょう。そんなことあたりまえです」と思うかもしれません。しかし、そこをしっかりとわかっておかないと、医学部での授業を受ければ受けるほどに、病気というものが、人間の体とは相対的独立に（これも学問用語で、両者が切り離せないにもかかわらず、ある限界内では一方が他方と関係なく変化しうることをいいます）存在するような、錯覚に陥っていってしまいます。

つまり、そもそも病気とは、当初は人間の体内の正常な生理構造が歪んでいくだけのものであるのに、そうとらえずに、病気は病気としてある、たとえば肺炎という病気があり、胃潰瘍や胃癌という病気があり、パーキンソン病、アルツハイマー病という病気があると思ってしまうようになっていくのです。しかしながら、この考え方に慣れてしまうと、とんでもないことになりかねません。すなわち、このような考え方にとらわれてしまうと、医師達は病気について、致命的な欠陥をもった考え方をしてしまいかねないことになります。その欠陥とはいったいなんでしょうか。

それは、病気に至る過程をみないことになるということです。端的には、医師は病気に至る過程をみないで、いきなり、できあがってしまった病気を単純に、それだけの病気としてのみみるのです。たとえばこの人は肺炎だとか、この人はパーキンソン病だとかです。しかし、本来病気とは、人間の正常な生理構造が歪んでいき、それが異常な、歪んだままの状態になったものですから、正常な生理構造が歪むには歪むだけの理由と、歪んでいくしっかりとした過程があるのです。それをしっかり把握しなければ、本当の意味で病気を把握したことにはなりません。

## (5)　人間の正常な生理構造とは何か

では、人間の正常な生理構造は、どのようなことで歪んでいくのでしょうか。

これがわかるためには、まず人間の正常な生理構造とは何かがわからなければなりません。それをしっかり学ぶのが、本来の意味での、解剖・生理論なのですが、現代の医学教育では、そこがあまりにもお粗末であり、「病気とは何か」の理解につながっていかないのが現状です。これについては、とても重要なことなのでいずれ本講義でしっかりお話しすることにして、今はかんたんに、次のように理解してください。

人間の正常な生理構造とは何かは、おおまかにいえば、人間が正常に生きているとはどういうことか、ということです。これは、みなさん自身が今生きているのですから、およそ答はだせるでしょう。

われわれ人間はまず生命体です。生命体ということは、代謝を行っている、つまり外界から物質を摂取し、自らの体をつくると直接に使い（自己化し）、そして不要となったものを排泄する過程をもっているということです。そしてわれわれ人間は高等動物であり、大きく分ければ、動くための運動器官（筋肉や骨）と、代謝を担う代謝器官（内臓）、さらにそれらを統括している統括器官（脳と神経、ホルモン）からなり、さらに、人間は人間にのみ特有の、脳のはたらきとしての認識をもち、その認識によって行動している存在です。

つまり、人間は自らの認識によって、自然的外界、社会的外界と相互浸透（これも学問用語で、お互いがお互いの性質を受けとりながら、お互いに発展が進んでいくことをいいます）することによって生きているのであり、それをわれわれは「生活」と呼んでいます。より具体的には、われわれは、呼吸をし、食事をし、排泄をして、睡眠をとり、運動（これは人間のばあい労働と呼びますが、この労働とは人間のすべての活動を含む広い意味です）をするという、日々の生活のくりかえしで生きているのです。

### (6) 病気とは正常な生理構造が生活過程で歪んだ状態である

さて、ここでみなさんにまじめに考えてほしいことがあります。それは、どんな病気であっても、正常な人間が病んでいくのですから、どんなにその病気の状態が正常とは異質であるかのように現象していたとしても、それが現象するまでのあいだに、次のような過程があるということです。

それはつまり、病む人の不注意や、無理な運動や、無駄の多い食生活、極端な睡眠不足に加えるに、まともな教育を受けることがなかったゆえに、相当に頑張ったわりには実力がつかなかった医師の、診断・治療ミス等の結果によるのだ、ということです。

そうです。病気になるということは、人間の正常な生理構造が歪む、すなわち体のそれぞれの正常なはたらきが異常に至る、つまり病気になってしまうということであり、その原因はすべて、各人それぞれの生活過程のなかにこそあるということなのです。

たとえば、みなさんもいわゆるカゼをひいたことがあるでしょう。くしゃみ、鼻水から、のどが痛くなったり、咳がでたり……と症状はさまざまですが、「何が原因だったのだろう」と考えてみれば、必ず何かに思いあたるはずです。「試験勉強で睡眠不足だった」とか、「風呂あがりで冷えて、寒いとは思ったけどそのままにしていた」とかです。また、下痢もしたことがあるでしょう。そのときも、「油ものを食べすぎた」とか、「おなかを冷やしてしまった」とか、「試験勉強がうまくいかず、イライラしていた」とか、何か思いあたることがあるはずです。このように、病気になるにはなるだけの原因が、必ずみなさんそれぞれの生活のなかにあるのです。

これに対して、みなさんのなかには、「でも、インフルエンザは、インフルエンザウイルスが原因だし、赤痢は、赤痢菌が原因なのではないですか」と反論する人がいるかもしれません。しかし、そういう人には逆に、「では、インフルエンザウイルスが体内に入った人は、すべてインフルエンザとして発病するのですか」と聞かなければなりません。そんなことはありませんね。著者の一人は、インフルエンザの流行期には、大勢のインフルエンザの患者を診察し大量にウイルスをあびますが、インフルエンザに罹ったことはありません。もちろん予防接種もせずに……です。

昨今大問題になった重症急性呼吸器症候群（ＳＡＲＳ）も同じです。ＳＡＲＳに罹る人と、罹らない人がいるのはなぜでしょう。ＳＡＲＳが蔓延する国と、蔓延しない国があるのはなぜでしょう。すべて、各国においての生活の問題なのです。ＳＡＲＳに関しては、大分究明が進みましたので、いずれ詳しくお話しすることにしましょう。

## (7)　現在の医学教育には「病気に至る過程」が欠落している

以上、医師にとって一番大事なことをお話ししました。端的にいえば、そもそも病気とは何か、ということです。医学部のみなさんは、やがて医師となっていくのです。医師は必ず人間の病気を診ることになる、すなわち病気の専門家になるのですから、それがしっかりとわかっていなければなりません。病気とは、人間の正常な生理構造が歪んだものであり、それは日々の生活によって歪むのだということを、まずは理解することが大事なのです。

しかしこの、本当は医師にとって一番大切なことを、大学の医学教育では絶対に教わりません。「どうしてなのでしょうか」と、みなさんは不思議に思うかもしれませんが、これにもちゃんと理由があるのです。それは、大学病院や、大病院には、特殊な病気の人しか行かないからです。どう特殊かといいますと、その人の病気が、病気としてはもうなかなか治りづらい、すなわち病気としては完成してしまっているという意味でです。

人間の病気は、さきほどからいっているように、生理構造が生活のなかで歪んできたものですから、必ず歪む過程があるのです。つまり、健康な状態から、少し不健康な状態へ、さらに少し病的な状態から、完全に病気の状態へと、徐々に、ばあいによっては急速に移行していく過程があるのです。

しかし、患者が、大学病院や大病院を受診するときには、すでに、ほとんどその途上の過程を終えて、完全に病気の状態になっています。だから、大学病院や大病院の医師達は、そうした完成した病気ばかりを経験し、それを教科書に書くのです。つまり、それしか経験していないので、それを書くしかないのです。

したがって、そのような教科書を学び、また大学病院で実習する医学生達は、完成した病気だけを病気だと思い、その病気に至る過程を辿ろうとするアタマのはたらきは、まったく訓練されないままに、医師になります。その結果、病気の典型的な症状や検査データがそろわない患者に対しては、患者がいくらいろいろ症状を訴えてもお手あげとなり、「あなたは病気ではありません」といって、おしまいにする悲しい医師となってしまいます。

著者の一人が経験した例でも、次のようなことがありました。

短大合格当時に、甲状腺機能亢進症を患っていったん治った女性が、某航空会社の客室乗務員（スチュワーデス）になって2年目に、「なんとなくだるい。熱っぽい」と訴えてきました。身体的、精神的激務から考えれば、当然に甲状腺機能亢進症の再発過程にあると考えられ、休養を勧めたのですが、会社の産業医が、「甲状腺ホルモンの値（$T_3$、$T_4$）が正常であるから、再発とは認めない」と主張して勤務を続けさせ、とうとう、甲状腺ホルモン値も上昇し、典型的な症状がでそろって、あわてて再発を認め、休職させたのです。

このように、病気には、病気に至る過程があるのであり、その過程をみてとる実力がなければ、本当の医師としての実力があるとはいえないのです。これは、さきほど例にあげたカゼや下痢だけではなく、高血圧や胃潰瘍、糖尿病はもちろん、難病とされている、慢性関節リウマチやパーキンソン病、クローン病などすべての病気にいえるのであり、それらについては、究明が進んでいますのでいずれ詳しくお話しすることにしましょう。

もちろん、完成した病気のあり方を知ることも大事です。それは、これからみなさんが医学書でしっかりと学び、しっかりと覚えなければなりません。したがって大学での授業が大切であることは、いうまでもありません。しかし、それだけでは、病気として完結していない、これから本物の病気になっていく患者を診なければならないはずの、医師としての実力が充分だとはいえないのです。そのように完成してしまった病気の状態、つまり、歪みが量質転化してしまった生理構造というのは、回復させることは不可能に近く、そこまで歪みを量質転化させないようにはたらきかけることこそが、本来の医師の治療でなければならないのです。

## (8) 症例から、病気への過程の事実を取りだす

さて、前回の講義で提示した〔症例1〕の、外来で診察した医師を、なぜ藪医者といわなければならないのかを、みなさんにわかってもらうために、大分まわり道をしてきました。しかし、ここまでお話ししてきたことは、みなさんがめざす医師としての実力を左右する、とても大事なことですから、しっかりと理解してください。そして、それが理解できれば、「〔症例1〕の医師がなぜ藪医者なのか」の答が、およそ想像できるはずです。

その答は、結論からいえば、最初にいいましたように、「その患者を肺炎にまで至らしめた」ということです。つまり、外来医師が、きちんと診断、治療をしていれば、肺炎にまでならずにすんだ可能性が充分にあったはずなのです。では、いったいどこに問題があったのでしょうか。それをわかってもらうために、この患者が入院してから主治医となったA医師が、患者の問診で得た事実を読んでもらいましょう。入院カルテの初めに記載されたものです。

〔症例1〕　34歳　男性、タクシー運転手。

2月17日午後10時ごろ、薄着（上は薄手のジャンパーとトレーナー1枚、下はズボンのみでズボン下はなし）で、自転車で10分ほどのコンビニに行き、寒く感じた。

2月18日朝5時に起きたとき、「体がだるい。疲れているのかな」と思ったが、そのまま仕事に行った。

2月19日午前3時ごろまで仕事をした。帰宅後も体がだるく、「寝ていれば疲れが取れるだろう」と思い、買い物以外は寝ていたが疲れは取れなかった。

2月20日午前5時に起床し、仕事に行った。全然疲れが取れず、おかしいと思った。夕方いつもはラーメンを食べるのに、食欲がなく、パンを少しかじった程度で「なんでこんなに食欲がないんだろう」と思った。集中力がなく、いつもより客を拾えなかった。午後8時〜9時ごろ、だんだん左のこめかみのあたりが痛くなった。途中で帰りたくなったが、帰ると車が空いてしまって、上司から怒られると思い、仕事を続けた。

2月21日午前3時まで仕事をした。家に帰って熱を測ると37・4度で、買い物以外はおとなしく寝ていた。夜半熱が40度になり、びっくりして看護師をしている兄に電話すると、「医者に行け」といわれた。左のこめかみの痛みが増して、夜眠れなくなり、市販の風邪薬（ベンザエース）を1回分飲んだ。

2月22日、この日は休日だったが、眠れないため、午前2〜3時ごろ起きた。「23日は仕事があるので、早く治そう」と思い、午前中当院を受診した。診察後点滴を受け、薬（ボルタレン・ネオファーゲンC・バナン・タミフル）を処方された。薬はきちんと飲み、その後、頭痛・だるさが取れて、この日はよく眠れた。

2月23日、仕事は休んだ。熱は37・2度で、頭痛はなく、「点滴で調子がよくなった」と思った。神経内科を受診したが、とくに異常なく、22日に行った頭部CTも正常だった。2時間くらい出歩き、駅前で買い物をしたり、アパート代を振りこんだりした。食欲もあり、カルビ弁当やパンを食べ、この日もよく眠れた。

2月24日、熱が39・4度になり、夜から咳、白色痰が出現し、熱も40度になり、左の頭痛もまた始まった。食欲はなく、カロリーメイトを飲んでいた。咳、痰で夜も眠れず、「熱が40度もあるのに、薬がないのはおかしい」と思い、1日に2回または3回飲むはずの薬を、以後1日4回飲むようになった。

2月25日も同じような状態で、午後6時ごろ、水様下痢が大量にあった。
2月26日、咳、痰はさらに悪化し、体がだるく、歩くのもやっとで当院を受診し、肺炎と診断され、入院した。

さて、みなさんこれを、前回〔症例１〕として示した、外来医師の書いたものと比較してみてください。両方とも、発病から入院まで（これを、医療現場では「現病歴」と呼んでいます）の同じ期間の事実が記載されています。いかがでしょうか。A医師が記載したものからは、この患者が肺炎にまで至った過程が浮かびあがってくるのですが、みなさんもおよそつかめたでしょうか。

まず、外来受診前の2月21日までをみてください。「寒い」とか「だるい」と感じながら、食事もまともに取らず、ほぼ丸一日早朝から翌日早朝まで、タクシー運転の仕事をしています。医学生のみなさんは、まだ素人同然ですが、素人なりに「これでは、こじれて熱をだすな」と想像することができると思います。

では、なぜこの患者は、「寒い」とか「だるい」と感じるようになったのでしょうか。

それについて、A医師は、患者の生活の事実を把握し、レポートしています。これは長くなりますので、要点のみ示しますと、次のようなものでした。

患者は長野県の生まれ。高卒後、地元の工場（メッキの仕事）に就職。しかし25歳ごろ不況で仕事がなくなったため上京し、タクシー会社に就職。寮に入り、24時間運転をして、24時間休むという生活になる。1年前から寮をでてアパートで一人暮らしを始め、食事はほとんどコンビニの弁当となり、部屋はほとんど掃除もせず、窓は閉めきり状態であった。不景気で収入も減り、電気代節約のため、暖房はつけず、12月ごろより、部屋の温度は0度くらいとなり寒く、便がゆるくなり、食欲もなくなってきていた。1月に入ってからは、さらに不景気で収入が減り、このさきやっていけるかと、不安になる日が多かった。

どうですか、みなさん。この事実を読むと、さきほどからお話ししている、病気というのは人間の正常な生理構造が、生活によって歪んでいくという過程がみえてきませんか。寒さや食事のアンバランス、睡眠の乱れ、それに加えて、タクシーでの仕事と閉めきった部屋での睡眠という空気の悪さ、さらに生活の不安による認識の乱れといった生活のあり方が、この患者を、徐々に肺炎への道を歩ませはじめているのです。

入院後の主治医となったA医師は、「34歳の男性が肺炎になるなんて……」という思いから、その患者の生活の事実に分けいりました。「34歳男性」といえば、人間の一生のなかでは、本来なら心身ともに充実した時期であり、通常肺炎にまではなりません。したがって、そのような年代で肺炎になるからには、肺炎になるだけの生活の歪みがあるはずだ、というのが、A医師のアタマのなかに浮かんだのです。そして、このような事実を取りだしました。

では、最初に外来で診察した医師は、どうしなければならなかったのでしょうか。外来を受診した2月21日には、まだ肺炎にまでは至っていませんでした。ここで、この医師がみおとしてはならなかったのは、自らが「生活歴」に記載した「タクシー運転手、独身、一人暮らし、食事は3食ともコンビニ弁当」という事実でした。この事実をみただけで、医師なら、患者の生活の具体的なあり方がアタマに浮かび、「このままでいくと、この患者は肺炎になるかもしれない」と思わなければなりません。それが本当の医師の実力なのです。

その事実から予想される生活の問題を、なんら問題とせずに、つまり、せめて部屋を暖かくし、温かくて消化のよいもの（レトルトパックのおかゆでもよい）を食べて、水分をしっかりとって、仕事を休んで寝ていなければ肺炎になる可能性もある、というくらいのことを説明しないで患者を帰したことは、この医師を藪医者と呼ぶのに充分なのですが、それ以上の重大事が、じつは後半部分に存在しているのです。それはいったいなんでしょうか。

## (9) 生理構造の歪みを助長し、病状を悪化させた医師の治療

もう一度〔症例1〕をみてください。この後半部分、すなわち患者が外来を受診したあとの事実のなかで、一番問題としなければならないのは、外来医師が行った、「ボルタレンの投与」です。医学生のみなさんも、まだ薬の勉強をしていないので、ボルタレンがどういう薬か知らないと思いますが、これは「解熱鎮痛剤」、すなわち、熱を下げ、痛みを

取る薬です。

そうすると、みなさんは「どうしてそれがいけないのですか。現にその人は、熱があり、頭痛もあると書いてあるではないですか……」と不審に思うかもしれません。しかし、この解熱剤の投与が、肺炎になりかけていたこの患者を、一気に肺炎へと悪化させてしまった、最大の原因だと断言してもよいのです。それはいったい、どういうことでしょうか。

これを理解してもらうには、「発熱とは何か」「痛みとは何か」をまずお話ししなければなりませんが、これについては、著者の一人瀬江千史が『看護学と医学（下巻）』（前出）に詳しく書いていますので、参照してください。

要するに、結論からいえば、「発熱」も「痛み」も、通常病気の回復過程には必要なものであり、安易に取りさってはいけないのです。つまりわかりやすくいえば、発熱は、体中の代謝を活発にして回復へと向けるものですし、痛みは、回復のために安静にして動くな、というサインなのです。

にもかかわらず、ボルタレンを1日3回処方された患者は、一時的に熱が下がり、頭痛が取れたため、23日外来を受診したあと、2時間も買い物などに歩きまわり、案の定24日から急速に悪化し、ついに肺炎にまで至ってしまいました。しかも、患者は、症状が悪化したために、決められた以上に薬を服用してしまい、下痢から脱水状態となり、肝障害もおこし、入院を余儀なくされたのです。

## ⑽ 病気をくりかえさないようにするのも医師の使命

医学生、看護学生のみなさん、いかがでしたでしょうか。病気というものは、突然にふってわいたようになるものではなく、必ず人間の生理構造が、生活のなかで歪んでいく過程があるのだということを、少しは理解してもらえたでしょうか。そして、その歪みをさらに助長してしまう藪医者がいることも、恐ろしさとともに、わかってほしいと思います。

この〔症例1〕の患者については、肺炎はもちろん治り、退院しましたが、後日談として、A医師は、次のように記しています。

「今回私がうれしかったのは、退院して初めての外来に来た患者が、新しいトレーナーを着てこぎれいな身なりをしており、きちんと食事表も書いてきてくれたことでした。そして、『今までは何も考えずに牛丼を買って水を飲んでいたが、今はいろいろ考えて食べているから大変だ』と笑っていました。

さらに最近では、炊飯器を買って胚芽米を炊いて食べるようになり、週4回はプールにかよい、睡眠も1日8～9時間とるようになっています。仕事もタクシー会社を退職し、日中の仕事を探しています（失業保険があるうちは仕事をしない考えのようですが……）。以前の生活とのあまりにもの変わりように私もびっくりしている状態です。」


このように、その病気を治すだけではなく、なぜその病気になったのかをしっかりと把握し、病気をくりかえさないようにするのが医師の仕事です。みなさんも、けっして藪医者にならず、どんな患者に対しても、適確な診断と、適確な治療ができるような、実力のある医師になれるように、これから6年間しっかりと学んでいってほしいと思います。

そのためには、医師としてのアタマを、どのようにつくっていったらよいのかの一番大事なところを、これから本書で講義していきます。症例に関しても、今回は、みなさんが医師として行う実践というのは、病気に至る過程を把握しなければならない、そうでなければ、藪医者になってしまうという点に的をしぼって、かんたんにお話ししました。

さらに詳しくは2004年に発刊された学術誌『学城　ZA-KHEM, sp』（日本弁証法論理学研究会編集、現代社）において、近い将来、症例を学問的に解くとはいかなることか、すなわち「学問的症例検討」としてもお目にかけたいと思っています。

## ◇医学生の学び〔Propyläen zur Wissenschaft〕3

医学生　北条　亮

私は、今回の症例を読んで、外来医師の実力不足のために、本来なら肺炎にならずにすんだ患者さんを肺炎にまで至らしめてしまった、という事実に、「これが本当の藪医者という意味なのだな」と思いました。

この外来医師は、もちろん自分の実力不足のために患者さんが肺炎になったとは思ってもいないでしょうし、患者さんにしても、まさか自分のかかった医師が藪医者で、そのために肺炎にまで悪化してしまったとも思っていないと思います。こういう医師が、本当の藪医者であるということが認知されていない現状を、とても恐ろしく思いました。

また、『病気』というものの実体はない」のだということを初めて教わりました。今までに読んだ書物のなかで、『病気』というものはない」ということが書かれているものをみたことがなかったので、私はいったい、どういうことなのだろうと思い、とても興味をもちました。

説明としては、「病気とは、機能であって実体ではない。つまり、肺炎という病気の実体は、肺が病んでいるのである。すなわち、肺という実体が病んでいる、もっといえば、実体としてある肺臓がはたらく（機能）なかで弱ってきている、つまり炎症をおこしているのであり、肺炎というのは、肺のはたらきの病である。いうなれば、肺のはたらきが患って、炎症をおこしているのだ」ということでした。だから、たとえば、ということで、肺炎というものをだせるか、と問われました。答としては「肺炎というのは、人間の体の、その肺のはたらきが正常でなくなっている、つまりはたらきが病んでいる状態」であるから、「肺炎をだしてみなさいといわれれば、肺を取りだすしかないが、そんなことはできないから病んでいる人間をだすしかない」ということでした。

これを一般化して考えると、「病気とは、当初は人間の体内の正常な生理構造が歪んでいくだけのものである」のであって、「人間の体とは相対的独立に存在する」のではない、ということでした。相対的独立に、とは、弁証法用語で「両者が切り離せないにもかかわらず、ある限界内では一方が他方と関係なく変化しうること」という意味だと、『弁証法はどういう科学か』（三浦つとむ著、講談社）にありました。だから、やはり、肺炎が人間の体とは相対的独立に存在するとは考えられないのだとわかりました。

それればかりでなく、「当初は実体としての肺が病んでいくのではなく、肺の機能（はたらき）が病んでいくのであるが、それをしっかりと治療していかないと、次には肺の機能（はたらき）だけでなく、機能している実体としての肺そのものも病んでいくのである」と教わりました。実体（もの）と機能（もののはたらき）という哲学的概念はたしかに難しいものですが、足と「歩く」こと、鼻と「吸う、吐く」こと、耳と「聞く」ことで考えればやさしいことだ、とあらためて考え直してみると、「なあ〜んだ」と納得がいくことでした。

しかし、医学部の授業を受ければ受けるほどに、病気というものが、あたかも人間の体と相対的独立に存在するような錯覚に陥ってしまうということなので、これからさき、常に「病気というものはないのだ、そうではなくて、病気とは、当初は人間の体内の正常な生理構造が歪んでいくだけのものなのだ」という原点から出発しなければならないと思いました。そういう「アタマのはたらき」を今のうちからつくっておかなければ、「病気に至る過程をみない」ことになるだけでなく、「できあがってしまった病気を単純に、それだけの病気として」みてしまう医師になってしまうからです。

さらに、「病気とは、人間の正常な生理構造が歪んだものであり、それは日々の生活によって歪む」ということも教わりました。そして、病気には病気に至る過程があり、その過程をみてとる実力がなければ、本当の医師としての実力があるとはいえず、「完成してしまった病気の状態、つまり歪みが量質転化してしまった生理構造というのは、回復させることは不可能に近く、そこまで歪みを量質転化させないようにはたらきかけることこそが、本来の医師の治療でなければならない」のだと教わり、私は「そうなのか！」と感動しました。

将来、「藪医者」に絶対にならないように、病気を病気としてみるのではなく、人間の正常な生理構造が歪んだものとしてとらえ、大学で習う病気は、その歪みが量質転化したものなのだ、と考えられる、学問的な、そして弁証法的なアタマになる努力をしなければならないと深く決意させられました。

# 第4課　医師として必要な実力とは何か

## (1)　自らの判断と行為が患者の生命を左右する医師の仕事

医学生、看護学生のみなさん。

第3課では、〈症例1〉を解説するなかで、外来で担当した医師を、なぜ「藪医者」と呼ばなければならないのか、についてお話ししましたが、わかっていただけたでしょうか。この話は端的には、入院後担当したA医師があきらかにした、入院に至るまでの事実を丹念に追ってみると、「外来医師が、きちんと診断、治療をしていれば、肺炎にならずにすんだ可能性が充分にあった」はずなのに、残念なことに、この外来医師にそれだけの実力がなかったために、結局その患者を「肺炎にまで至らしめてしまった」ということでした。

それに対して、読者の医学生から、「藪医者という意味が、そこまでとは思いませんでした。何かちょっと薬の使い方がへただとか、やらなくてもよい検査をしたとか、そんなレベルかと思っていましたのに……。こんなふうに医師の実力しだいで、肺炎にまでならなくてよい患者を、肺炎にまでしてしまうこともある、というのは、すごくショックでした。医師になることが、恐くさえなりました」という声がよせられました。

そうです。そのとおりです。医師の仕事というのは、「自ら考え、自ら行うことが、直接に相手の生命さえ左右しかねない」という、たしかに考えようによってはとても恐ろしい仕事だと、わかっていることが大事なのです。医学生のみなさんには、そこをまず、理論的には当然のこと、感情的にもしっかりとわかってもらわなければなりません。

## (2)　医師の診療は命がけの真剣勝負である

さて、医師の仕事とは恐いものである、ということに関わって、ちょうどよい機会ですから、もう少しお話ししておきましょう。

みなさんは、「3分診療」という言葉を聞いたことがあるでしょう。これは文字どおり時間としての3分間なのですが、具体的には外来の診察室で医師が、患者を呼びいれ、話を聞いて診察し、カルテを書いて、処方などして、一人の患者の診療を終了するまでに要する時間がわずか3分だ！　ということです。

それに対してみなさんは、「たしかに、『3分診療』という言葉はそのとおりでしょうが、現実の診療はもう少し時間を取るのでしょう？　いくらなんでも3分だなんて！」と思っているかもしれません。しかし、外来での診療時間は、大病院はもちろんのこと、診療所でも混んでくれば、一人に3分以内しか時間をさけないのが現実です。なぜなら、それ以上の時間を取れば、今度は、患者は次から次へと延々と待たされ、午前中の診療が夕方になっても終わらない、ということになってしまうからです。

たしかに、もう少しゆっくりと、診察時間を取れることが望ましいのですが、みなさんが6年後、医師として外来にでるときも、この現実が大きく変わることはないでしょう。とすれば、みなさんが医師としての実力をつけるということは、その実力を、患者とむきあって3分間以内で発揮できるような、そういう実力をも培っての、医師としての実力をつけるということになります。さらに、救急外来や、手術中、あるいは病棟患者の急変に際しては、その医師としての実力を、まさに瞬時に発揮できなければなりません。つまり、そういうことを当然の実力として、培っておかなければならないのです。医学生のみなさんは、何やら恐ろしくなってきたでしょう。

これは、著者達が日ごろの診療でしみじみ感じていることですが、医師の仕事は、ある種の戦い（真剣勝負）であるということです。それも、１秒の油断も許されない、命をかけた真剣勝負といってよいほどのものなのです。

このようにいいますと、医学生のみなさんは、次のように思うかもしれません。「たしかに、テレビドラマの『ＥＲ（救急救命室）』などをみますと、重症患者が次々と運ばれてきて、まさしく戦場さながらのように思えました。でも通常の外来診療や入院診療を戦いというのは、少しオーバーではないですか。だいたい命がけの真剣勝負といいますが、医師はいったい、命をかけて誰と戦うのでしょうか……」と。

たしかにまだ、自らの責任で診療を行ったことのないみなさんであれば、そう思うのもしかたないことですが、医師の仕事は、救急救命室のみならず、手術室でも、外来の診察室でも、病室でも、すべて戦い（真剣勝負）なのです。

戦う相手は、患者の「病気」であり、その戦いに負ければ、患者の命さえ奪われかねないのであり、その結果、医療ミスなどでも発生すれば、医師自身の医師生命をも直接に奪われることさえ、間々あるのです。したがって、この戦いは当然に真剣にならざるをえないのであり、それだけにこの戦いに臨む医師として、絶対に備えていなければならない大事な資質があります。その資質とは、みなさんなんだと思いますか。

## (3) 医師には細心さをもった主体的な決断力が要求される

日々の診療が真剣勝負である医師にとって大事な資質とは、しっかりとした主体的な［決断力］です。診療のどのような場面でも、医師は、時時刻刻主体的な決断をすることを強いられます。ここで主体的なとは、自分自身の責任において！ということです。そもそも主体性があるということは、自分で行ったことの責任を取れる！ということです。

さて数年前になりますが、某大学病院の未熟な医師が、腹腔鏡による前立腺癌摘出術を行い、手術中に出血多量で死亡させたとして、逮捕されたことは、みなさんの記憶にも残っていると思います。この事件は、その手技を行うだけの実力をなんらつけていない医師が、義務づけられている倫理委員会へ諮《ハカ》る手続きもせずに、手術を行ったという、釈明の余地のない、とんでもない行為でした。

しかし、せめてこの手術中、出血が止まらなくなった時点で、すぐに開腹手術に切りかえるという決断ができていれば、患者を出血多量で死に至らしめることだけは、なんとか防げたはずなのです。

そして、こうしたばあいの主体性ある決断力は、何も手術などの特別な場面だけではなく、当然のように日々の診療の、あらゆる場面で要求されます。たとえば、冬期に流行する胃腸炎にしても、吐いて、下痢をして外来に来た患者を診察して、どの程度の脱水かを判断し、このまま帰宅させてよいのか、外来で点滴をして帰すことが必要か、あるいは入院まで必要か、それこそわずか「3分診療」のなかで一人で、瞬時に、主体的に、決断しなければならないのです。

診療とは、そうしたことの連続の毎日なのですから、どれほど医師に主体性ある決断力が必要か、少しはわかっていただけると思います。しかも、その主体性ある決断力は、けっして「蛮勇」、つまり向こうみずの勇気であってはなりません。この主体的な決断力の裏には、医師としてもう一つ、とても大事なことがあるのです。

それは、臆病といってよいほどの「細心さ」です。医師として、一つの決断をするときに、本当にこれでよいのか、何かみおとしていることはないかと考え、最悪の事態をも想定したうえでの、主体的な決断でなければなりません。

さきほどお話しした、腹腔鏡手術を行った医師達も、自分達はほとんど経験がないのに本当にできるだろうか、器具の扱いも慣れていないのに、出血しはじめたらどうしたらよいか……等々最悪の事態を考えたら、恐ろしくて、とうてい手術を行うという主体的な決断はできなかったはずです。なぜなら、失敗すれば、これは当然に責任を問われることなのですから。責任を問われるとは、最悪のばあい、刑務所入りともなりかねないのですから。

またさきほど例にあげた、胃腸炎でも同じです。通常の外来では、冬期には日々何十名もこの胃腸炎を診察するのですが、「この患者もまた胃腸炎か」と軽く、安易に考えてはいけません。なぜならば、同じような症状を訴えてくる患者のなかに、まったく違った治療が必要となる重症な病気がまぎれこんでいることも、時としてあるからです。

したがって、同じように腹痛や嘔吐を訴えてきた患者を次々と診ながらも、この患者も本当にたんなる胃腸炎でよいのだろうか、もしかして虫垂炎はないか、腸重積症（この病気はいずれ教わると思いますが、小児に特有なもので、治療は一刻を争い、みのがしたら大変なことになります）の可能性はないか等々、あらゆる可能性を思い浮かべ、それらをすべて打ち消してよい［根拠］をアタマのなかに並べたうえで、「今流行の胃腸炎ですね。今は嘔吐もおさまり、脱水もないので、家で様子をみましょう」と、主体性をもって決断して、患者に伝えるのでなければなりません。さらに、それでも「帰宅したあと嘔吐が続いたら……」と心配し、そのときの注意をもしっかりと［伝えて］患者を帰さなければなりません。

命をあずかる医師には、そのような、臆病といってよいほどの［細心さ］が必要なのであり、それを備えたうえでの［決断力］がなければならないのです。

つい最近も、某大学病院で、難聴の幼児に「人口内耳」を埋め込む手術をする際に、右耳と左耳をまちがえて切開したという報道がありました。この例も「次に手術を受ける患者とかん違いした」との弁明でしたが、患児の耳にメスを入れるときに、「本当にこの右でよいのか」と、どうして主体的な不安にかられないのでしょうか、なぜ、自分の目でしっかりと確認もしないで手術にふみきれるのでしょうか……。

しかし、これが現在の医療現場の現実そのものなのです。だからこそ、これから医師をめざすみなさんに、初めにしっかりと話をしておくのです。このような［細心さをもった主体的な決断力］というのは、医師になってから身につけようとしても、かんたんに身につくものではありません。それだけにみなさんが医学生のうちから、日常生活のなかで、一つ一つの事実と関わるなかで、感情レベルで身につけておかなければならないのです。

たとえば、車の運転をするときには、あのわき道から自転車がとびだしてきたらどうしようと、常に考える習慣をつけることが大切ですし、日常会話のなかでも、友達同士であっても何か質問されたら、ただちに責任をもって答える習慣をつけることが、とても大切なのです。

そのような日々の訓練を、今から意図的に行うことなしには、医師になったときに、「細心さをもった主体的な決断力」が大事といわれても、すぐにどころか、もしかしたら永遠に身につけることはできないかもしれないのです。だからこそ、この「医学教育概論」では、6年後に医師になるみなさんに、必要なことを、今しっかりとお話ししていくことになります。

そして、なんのために何が必要なのかを、みなさんに納得してもらうために、6年後にみなさんがなる医師とは何かを、具体的にイメージしてもらえるよう、症例を提示し、解説してきました。

今回お話ししました、医師に備わっていなければならない「細心さをもった主体的な決断力」ということも、もし〔症例1〕の外来医師が、「このままこの患者を帰したら、肺炎になるかもしれない」という不安にかられたら、もう少し具体的な注意を与えて帰すことになり、結果として肺炎にならずにすんだかもしれないという事実の例で、少しはわかってほしいと思います。

## (4) 知識を記憶しただけでは医師としての実力にはならない

これまで、医師として実践するために、備えていなければならない資質の、大切な点についてお話ししてきました。診療というのは、命がけの真剣勝負であるから、医師には瞬時瞬時に、「細心さをもった主体的な決断力」が要求されるということで、そのような能力を培っておかなければならないということでした。

さて、そうすると、次に問題になることがあります。それは、医師が「細心さをもって主体的に決断する」という、その肝心な中身です。これは、医師としてのアタマのはたらかせ方の問題であり、これこそが、医師としての真の実力の問題となってくるのです。では、患者を目の前にして、医師はどのように、アタマをはたらかせなければならないのでしょうか。また医学生であるみなさんは、どのようにして、そのアタマのはたらきをつくっていくことができるのでしょうか。

このようにいいますと、みなさんは、「それをこれから6年間の医学教育で教わるのでしょう」と思うかもしれません。しかし、残念ながら、現在の大学医学部における教育だけで、医師としての見事なアタマのはたらきをつくることは、まったく不可能なのです。それがなぜかについては、第1課で、現在の医学教育の欠陥として論じたとおりですが、ここで、もう少し、具体的にお話ししておきましょう。

たとえば、さきほど、冬期に流行する胃腸炎と区別しなければならない病気として例にあげた、「腸重積症」は、小児科の授業で必ず教わる病気です。教科書には、腸重積症の症状として、次のように書いてあります。

「健康な乳幼児が特別の誘因もなく、突然食欲を失い、発作的な反復する激しい腹痛のため泣きはじめる。熱はなく、発作の間には元気である。間もなく激しく嘔吐し、吐物には胆汁を混ずる。この発作は次第に激しくなり、顔面蒼白、苦悶状、脈搏細少頻数、呼吸促迫、冷汗、四肢冷却をきたし、重篤感が加わる。

便は特有であって、しばしば鮮血を混じた粘液を排出する。排便のない時は浣腸により血便を証明する。数時間ないし半日後にはショック症状を呈し、脱水症、発熱を見ることがある。」（鈴木榮、大国眞彦編集『小児診療図譜　2』金原出版）

このように、教科書で腸重積症の症状を学んだみなさんは、小児科の試験に腸重積症がでたときに、「乳幼児の、発作的な反復する激しい腹痛、激しい嘔吐、血便」などを覚えていれば、まずは正しく答えられることになります。

しかし、答としては正しい教科書等のこの知識を記憶するということは、外来に腸重積症の子供が来たときに、みのがすことなく診断できるための、ほんの第一歩にしかすぎません。つまり、この知識をしっかりと記憶していたからといって、診療の現場で必ず腸重積症と診断できるわけではないということです。というより、できないはずだ！といったほうが正しいと思います。それがなぜかの理由は、二つあります。

一つは、すべての腸重積症の子供が、教科書に記載されているような典型的な症状を示してくるわけではないからです。むしろ、このような典型的な症状を呈してくる子供は、ごくわずかといってよいでしょう。なぜかと疑問に思う医学生もいることでしょう。答はかんたんです。教科書は誰にでもわかりやすい、覚えやすい典型的なものだけをあげる必要があるから！です。そこを基点にして像を広げていくのが学習です。もっとわかりやすくいえば、数学や物理の公式のようなものが、教科書の例なのです。

著者の一人は、研修医時代に、数十例の腸重積症の子供をみたことがありますが、本当に症状はさまざまであり、当惑したものでした。教科書では腸重積症をおこすのは、１歳前後の乳児に多いと書かれていますが、著者の経験では、２ヵ月の乳児もいましたし、小学生もいました。また、反復性の腹痛がはっきりしない、嘔吐がない、浣腸しても血便がはっきりしないなど、診断に迷う例も数多くありました。

　これはなぜかを説いておくなら、前回の講義でもお話ししたように、「腸重積症」という「病気」の実体そのものがあるのではなく、それぞれの子供が「腸重積症」と呼ばれるその状態になる（これは腸管の一部が、同じ腸管のなかに入りこんでしまった状態です）のですから、それぞれの子供の育ち方、そのときの生活の個別のあり方によって、症状にも、もろもろの個別性があるのですし、あって当然なのです。しかし、このことは教科書には、まともに説いてはありません。だから、教科書の知識を丸暗記しただけでは、医師としての実力はとうていつかないのです。

　次に、腸重積症の知識があっても、必ずしも診断できるとは限らない、二つ目の理由は、目の前の患者が腸重積症であるといえる事実は、すべて医師自らが、自分のアタマのはたらきのなかで発見しなければならない、つまり医師自らが、その症状を総合して判断しなければならないからです。

　というのは医師の目の前にいるのは、ギャーギャー泣いている赤ん坊であったり、「さきほど1回吐きました」という母親に抱かれて、今はもうニコニコしている赤ん坊であったりするのであり、けっして「私は腸重積症です」と叫んでもいなければ、その症状の大半は、目にみえているわけではないものだからです。

そういう赤ん坊を前にして、医師は「もしかしたら腸重積症の可能性もあるかもしれない」という疑念をもつことが出発点となりますが、次は、はたしてそうなのか、そうでないのか、そうでないとしたらどういう状態なのかをはっきりさせるための事実を、これまた主体的に自ら発見していかなければなりません。そのためには、「いつごろから、どんなふうに泣いたのか、吐いたものにはどんなものが混じっていたのか、便はどうだったのか、またここ数日生活で変わったことはなかったのか、食べたものでいつもと違ったものはなかったのか」等々を母親にしっかりとたずね、赤ん坊の機嫌、顔色を観察したうえで、腹部に腸重積症でみられる特徴的な腫瘤が触れないか、腸の蠕動運動が乱れていないかを聴診器で確認する等々を、一つまた一つと実施していくことになります。

このように、医師が行う診療というのは、アタマのなかに知識を記憶しているだけではダメで、何がおきているのか最初は皆目見当のつかない、千差万別といえる目の前の患者から、必要な事実を必要に応じて、的確に取りだしていけるアタマのはたらきを必要とします。

たとえば、数年前におきた、お祭りで綿アメを食べていて転んで、割り箸をのどにつきさして来院した子供を、「たいしたことはない」と判断して帰し、結果として死亡させた医師のばあいを考えてください。大学の授業で、「箸がのどにささったときに、抜けたようにみえても、先の部分が折れて、頭蓋内に残っていることもあるので注意を要する」などということは、まず絶対に教わりません。

しかし、教わったことがないことも、おこるはずがないことも、現実にはおこりうるのだと覚悟して医師になることです。この医師が、ここでなさなければならなかったことは、当然に、まず目の前の子供の状態をよくみることだったのです。

それは頭蓋内に箸がつきささっている以上、元気な状態でいるはずがありません。顔つきや顔色から［異常］を察知しなければなりません。現に、そのとき母親が、「いつものこの子と違う」と再三にわたって不安を訴えたということですから。一番子供の状態をよく知っているはずの母親の言葉を［大事な事実］としてとらえ、もしかしたらと、ささった部位を再度確認し、逆に残った箸の長さを確かめ、やはり不安になって、頭部のレントゲン撮影やCT撮影を行い、一晩入院させて様子をみましょうと、主体的な決断をしなければならなかったのです。

このように、医師にとって必要なことは、たんに記憶している知識を呼びだすだけのアタマのはたらきだけにとどまってよいものではなく、目の前にわけもわからず存在している、対象に関わる事実を必要に応じて、しっかりと取りだしてくるアタマのはたらきが、とても重要であり不可欠なのです。

## (5) 医師として事実を把握する実力を養うには

さて、このようにいいますと、みなさんは、とても不安になると思います。「そのようなアタマのはたらきは、どのようにして学んでいけばよいのでしょうか。大学ではそのような教育はないということですし……」と。

たしかにそのとおりです。たしかに大学には、そのような教育は存在していないといってよいくらいです。でもこれはとても大事なことです。すなわち、目の前に存在している対象、しかも時時刻刻変化している対象から、必要な事実を必要に応じてつかみとってくるというアタマのはたらきは、とてもとても大事なことなので、そのようなアタマのはたらきに、自分の頭脳がなるように訓練しなければならないし、訓練しなければけっしてできるものではありません。

これは、看護学生のみなさんも同じです。みなさんが新人看護師として患者を受けもったときに、自分では何も気がつかなかったのに、ちょっと病室をみまわった師長が、「〇号室の○○さんは、今日は顔色が悪くて元気がなかったわね。病状が悪化したのかしら」などというのを聞くと、「エーッ、どうしたらそんなふうに気がつくことができるのでしょう」と思うはずです。

長年の経験をきちんと積み重ねた師長は、自然とそのように事実を把握する技《ワザ》が身についたのですが、けっして年数を経なければそのような実力がつかない、というのではありません。

そのような実力をつける訓練をきちんと行っていけば、短い期間でも、それなりの実力をつけることはできるのです。ではそのような訓練は、どこでどう身につけたらよいのでしょうか、と問いたい読者もいるはずです。

じつは、改革が叫ばれている医学教育においても、この点に着目し、授業に採りいれている大学があるにはあります。このようにいいますと、「それはいったい、どんなことをするのでしょう!?」と興味をもつ方が多いと思いますので、まずは少し紹介してみましょう。

それはおもしろいことに(これは皮肉ですが)「名画鑑賞コース」と呼ばれており、具体的には医学生に一枚の絵をみせ、その絵からどれだけの情報を読みとれるか、ということを訓練するというものです。たとえば、その絵に描かれている人物は眠っているのか、死んでいるのか、年齢はどのくらいか、季節はいつごろか、時間帯は朝か昼か夕かなどを質問し、それに対して学生はなぜそう思うのかの根拠を示しながら答えるというものです。そして、このコースを履修した医学生は、履修しなかった医学生に比べて、「あきらかに診断能力が優れる」という結果がでたため、必修化したというものです。

さてみなさん、この話を聞いてどう思いましたでしょうか。

「なるほど、そうやって事実をつかむ訓練をしておけば、医師になったときに、必要な患者の事実をつかむ実力が備わっているかもしれないな。うちの大学でもやってくれないかな」と思った方々も多いかもしれません。じつはこの「名画鑑賞コース」を設けているのは、一つはアメリカのエール大学の医学部であり、これに応じてアメリカをまねることが大好きな日本のある医学部が、授業のなかで採りいれはじめているのです。

しかし、みなさんの期待に大きく反することになるかもしれませんが、この「名画鑑賞コース」のやり方で、医師としての診断能力がつくということは、残念ながらまったくといってよいくらいありません。つまり不可能です。

このようにいいますと、みなさんは「えっ、でもエール大学とやらでは、このコースを履修した方があきらかに診断能力がついたという結果がでたのでしょう」と、くってかかるかもしれませんね。しかし、理論的に考えてみても、事実的にいっても、そういうことはとうてい考えられないし、ありえないのです。したがってエール大学とやらが、そのような結果をだしたということは、評価の方法、統計の方法に問題があった、つまり上手に答をあわせるような質問をした可能性が浮かびあがります。

もっとも、とはいっても好意的にみれば、もう一つの可能性もあります。それは、「名画鑑賞コース」の内容が、さきほどあげたような、一枚の絵についての質疑応答から、現実の患者を診たときに必要な事実の把握のし方にまで及んでいったばあいです。しかしこれは、アメリカ医学の現状を考えれば、ありえないことといってよいでしょう。

(6) 医師に必要なのは、生きて生活している人間から事実を取りだす実力

そうすると、次にみなさんからは、「『名画鑑賞コース』が、医師としての実力養成になるとは、理論的にも事実的にも考えられないとは、どういうことでしょうか」と、質問がでると思います。これは、とても大事なことなので、はっきりと答えておきます。

まず結論からいえば、ここでの致命的な欠陥は、そもそも医師とは何か、その医師の実力とは何かをまったくふまえていないということです。つまり医師が対象とするのは、誰かが描いた絵などでは絶対になく、生きて生活している人間そのものだからです。しかもその人間は、生きて生活しているだけではなく、病気に冒されて、刻々とその病気が変化していっている病人そのものだからです。どういうことなの？　とこれがわからない人もいるでしょうね。もっとはっきりいいます。

描いた絵は生きてはいない！　のです。いくらイキイキと描いてあっても、それは生きていない、生活していない、変化しない、いうなれば死んでいる絵だからです。芸術の対象としての絵としては生きていても、その生きている絵は生活はしていない、つまり生きてはいない、変化してはいないのです、絶対に。そんな死んでいる絵からいくら情報を取りだす訓練をしても、なんの役にもたたない、いやむしろ弊害にさえなるということです。

少し説明します。つまり、これは死体をみるようなものです。死体をいくらみても死因はわかりません。解剖してようやく！　でしょう。絵をどうやって解剖しますか。しかも死体を解剖して死因がわかっても、治療は不可能なのです。生きている人間を診なければ病気は治せないのです。

もう少し考えてみてください。絵とはなんでしょうか。「絵空事《エソラゴト》」という言葉があるように、絵は架空のつくりごと、すなわち芸術作品です。生きている人物を描いたにしても、絵にしてしまえば、なんら生きている事実そのものではけっしてありません。したがって、そんなレベルの絵から情報を取りだす訓練をするのは、医師として、患者の事実を取りだす実力をつけるための、せいぜい中学生レベルのイントロダクションにしかなりません。

　つまり、「たとえばこんなふうに、一枚の絵からでも、このような情報が得られるでしょう」というたんなる幼児レベルか、よくて中学生レベルの見本でしかなく、これをやっていいのは、せいぜいのところ初回の授業だけです。そこで終わり！です。しかし医師の教育としては、本当はそこから先が問題なのですから。それなのに、毎回名画をみせて、そこから情報を取りだす訓練を医学生にやらせたのでは、医学生は、その「絵空事」を本物の事実、本物の病気をみてとる実力なのだと錯覚しかねません。すなわち、事実とはそんなものだと思ってしまい、ただでさえ小さいころからの長い苛酷な受験生活で、教科書や参考書ばかりと関わり、現実の生《ナマ》の事実と関わる力を育ててこなかった医学生が、ますます、バーチャル・イメージの世界を、現実の世界と錯覚しかねないのです。

　これは、最近の若者が、かんたんに殺人を犯したり、自殺したりする原因の一つと共通するものがあります。小さいころから、ファミコンの戦いのゲームで、画面で殺した人物が、かんたんに生き返ってまた戦う場面をくりかえし経験していると、人間の死とはそんなものだと思う、死に対するいわば薄い感情が育ってしまうのです。

だからこそ、さきほどお話しした医師のように、動物実験で慣れただけの、腹腔鏡による前立腺癌摘出手術を、いきなり患者でやってみようなどという、とんでもない考え方ができるのです。人間の死というものが、どれほど残酷で恐ろしいものか、そしてまた、自分の手で一人の人間を死に追いやるということが、どれほど残酷で恐ろしいものかということが、感情でわかっていれば、絶対にできなかった行為です。

## (7)「医聖ヒポクラテスの再来」と称されたトーマス・シデナムの実力

さて、医師の仕事というのは、生きて生活しており、めまぐるしく、多様に変化しつづける生身の人間の病気（これも刻々と変化しています）が対象であるから、絵のような、架空で、しかも平面的で静止しており、なんら変化しないものを対象としても、医師としての実力はつかない、いやむしろ弊害にさえなりかねないということは、少しはわかっていただけたでしょうか。

そうすると、また、「目の前の対象から、必要な事実を必要に応じてつかみとってくる能力というのは、どうやって訓練していけばよいのでしょうか」という、最初の問題にもどることになります。これは、みなさんが、医学生として6年間、看護学生として4年間過ごすなかで、どういうアタマのはたらきとして鍛えていかなければならないかという重要な問題ですので、次回の講義からしっかりとお話しすることにします。

アタマのはたらきとしての一般性は、医学生も看護学生も同じですが、それぞれの専門性に応じた特殊性もあるのです。それらについて、前回の講義で説いた〔症例1〕などの具体例を、以上のことに役にたてられるレベルでしっかりと解説しながら、わかりやすくお話ししたいと思います。

最後に、みなさんに、医学史上の（正確には医療史上の）おもしろいエピソードを紹介しておきましょう。医学史および医療史は、みなさんの先達《センダツ》が、血と汗と涙で築いてきた歴史であり、ぜひみなさんに学んでほしいものです。その学びがなぜ必要かについては、いずれ詳しくお話しするとして、今回のエピソードは次のようなものです。

17世紀の大英帝国（現在の英国です）に、医聖ヒポクラテスの再来と称された、トーマス・シデナムという名医がいました。あるとき、シデナムが、宮殿の壁にかけられたある人物の肖像画をみて、「もしこの絵が正確に描かれているとするならば、この人物は、3

年後に心臓病で死亡したはずだ」と断言し、事実はまさしくそのとおりであったので、シデナムの医師としての診断の実力に、みなふるえあがったということです。

このエピソードを聞いて、みなさんはどう思いましたか。さきほどの「名画鑑賞コース」の話を思いだし、「やはり絵をみることも、医師に役にたつではないですか」と思った方もいるかもしれません。

しかし、そうではないのです。二つの話のうち、前者すなわち「名画鑑賞コース」は「医師としての実力をつけるために絵をみる」ことであり、後者すなわち「トーマス・シデナム」の話は「真に実力のついた医師が絵をみる」ことなのであり、両者はまったく次元の違う話なのだ、とわからなければなりません。

後者で問題としてよいのは、このシデナムが、肖像画をみるだけで、その病気と、その後の経過を正確に診断できるだけの医師としての実力を、ではどうやって養ったのかということを、はっきりと論じることなのです。

そのヒントだけを述べて今回の講義はお別れです。それは、このシデナムが「医聖ヒポクラテスの再来」と称された、ということにあります。では、ヒポクラテスとは、どういう医師だったのでしょう、すなわちどのようにして医師としての実力を培ったのでしょう……。

さらにここでもう一つ別のヒントをさしあげておきましょう。医学生のみなさん、看護学生のみなさんは、ピュタゴラスという学者の名はよく知っていますね。そうです。あの中学の数学で習った「三平方の定理（ピュタゴラスの定理）」の発見者でしたね。ではこの数学者とされているピュタゴラスは本当は医師でもあった、それも相当の精神療法さえ行える名医だったということを少しは知っていましたか。加えて、円山応挙の猪の話にも学んでくださると助かります。これが、次回お話しする内容に深く関わってきますので、みなさんもしっかりと考えておいてください。

## ◇　医学生の学び〔Propyläen zur Wissenschaft〕4

医学生　北条　亮

〈1〉

夏休みに帰省してすぐの日に、いつも元気だった89歳の祖父が突然、小脳梗塞をおこし、入院しました。

祖父は食事中に、椅子の上でバランスを崩したのですが、私は初め、祖父が箸か何かを床に落としたために、それを拾おうとしているのだと思いました。ところがその後、祖父の上体は充分に倒れている状態なのに、まだ「あー、倒れる、倒れる」といい、自分では起きあがれませんでした。私と母との、二人がかりでやっと祖父の上体をもどしましたが、その後、祖父はテーブルに上半身を伏せたままの状態で、何度か嘔吐しました。そしてそのとき、滝のような汗が頭や首から流れて、テーブルの上はその汗で水びたしになりました。

私は「なんとかしなくては！」と思いましたが、まずこの緊急事態に驚いてしまい、今何がおこっているのか、自分は何をしたらよいのかが、まったくわかりませんでした。医学生であるにもかかわらず、情けない話ですが、この状況に「恐い」という思いを抱いてしまいました。そして、実際に私は、祖父が嘔吐したときに「洗面器をもってきて！」といわれて風呂場からもってきたことと、大量の汗を拭くために「タオルを取ってきて！」といわれてもってくることしかできませんでした。

救急車で運ばれ、病院でいろいろな検査を受けた祖父と、再び顔をあわせたのは病室でした。そのとき祖父は、肺炎も併発しており、酸素のチューブを鼻から入れ、首からは点滴の管が伸び、それとは別に腕にも点滴がなされており、心臓にも問題があったのか、胸から何本もの電気のコードがでて心電図の「ピッピッ」という音が響いている……という、前日の祖父からは想像もできないような変わり果てた姿で、私は再び驚き、ショックを受けてしまいました。祖父になんと声をかけてよいのか、言葉をあれこれ考えていると、祖父のほうから「よぉ！」と声をかけられたので、祖父の意識ははっきりしていることがわかり、ほっとすると同時に涙がでそうになりました。

「医療関係者である私でさえ、身内の突然のできごとにこれだけ動揺するのだから、医療関係者でない人達はもっと気持ちの整理や冷静に考えることが難しいのかもしれない。今のこの気持ちをこれからもずっと覚えていなければならないな」と思いました。

〈2〉

こうして、祖父の入院生活が始まりました。私は夏休み期間中であったので、毎日病院へ見舞いに行き、病室で一日の大半を過ごし、病院での、とくに病室での医療を見学したりしました。

祖父の入院生活に付き添うようになってから、本当に毎日いろいろなことを学びました。たとえば、シーツ交換の方法やベッドから車椅子への移動のさせ方や、バイタルサインのとり方や、車椅子専用トイレでの移動のさせ方や、清拭のし方や、汚れた下着の交換方法や、体位変換などで、どれも初めて目にすることばかりでしたが、看護師の方にお願いして、実際にいろいろと経験させていただきました。

また、病室での患者さんと医師の関わり方や、患者さんと看護師の関わり方、廊下での医師と看護師のやりとりや、ナースステーションでの看護師同士でのやりとりなどもみたりして、いろいろ感じるところがありましたが、そのなかでも、一番感動したことを今回は書きたいと思います。

それは、端的には患者さんに関するある問題があったとき、その関わり方には、医療と看護ではこんなにも違いがあるのだな、ということが祖父の事実でわかったことでした。

担当医師の話では、祖父が小脳梗塞をおこしてしまった一番の原因は、猛暑といわれたこの年の夏に、水分をあまり取らず、近所へ散歩にでかけたり、バスに乗って少し遠くへでかけたりしたことでした。毎日のようにニュースで、熱中症や脱水で幼児からお年寄りまでが病院に運ばれたり、死亡したりすることが報道されていましたので、祖父にも積極的にお茶をはじめとした水分を摂取するようにいい、水筒を常に用意しておいたりしていました。

しかし、祖父はもう何年も前から前立腺肥大症があり、本人としては「外出先でお手洗いが近くなると大変だ」という思いのために、水分補給は必要だと思いながらも、結局、水分補給には消極的になってしまっていたのでした。

また祖父は、昔に比べて足がだんだんに動かしにくくなっていましたので、家にいるばあいでもお手洗いに行くのに間にあわないこともあったりしました。こういうできごとが重なって、祖父は「家族にも迷惑をかけたくない」と思って、水分を積極的に取ることを躊躇していたようでした。

祖父と数回話をしただけの医師が、このような家族の知らない事実を引きだしてくれました。私は、医師のこの実力と、祖父の気持ちを祖父の立場で理解してくれる医師の態度に驚き、「患者さんの今の症状だけを診るのではなく、この医師のように、患者さんの気持ちを含めた患者さん全部を診られるようになりたい」と思いました。

一方、祖父は入院中もとくに脳のためには充分に水分を取らなければならないのですが、「水を飲めばその後、お手洗いのことばかりを心配し、気にかけていなければならず、失敗する度に、看護師にシーツから下着からをすべて取りかえてもらわなければならない」という祖父の複雑な気持ちを考えると、「どのようにしてこの問題を解決したらよいのだろう」と私は悩んでしまいました。

〈3〉

しかし、私はここで、医療の側からの力と、看護の側からの力があって初めて、この問題が見事に解決されるのを目の当たりにしたのです。

入院した当初は、全身に水分を行きわたらせるという、もっとも生命に関わる問題から対処されていきました。そのために、医師は点滴を指示し、看護師は寝ても覚めても首や腕に針が刺さったままの状態である祖父を常に気遣い、「痛かったらすぐにいってくださいね」と声をかけていました。

そして何日かたったときに、医師は祖父の全身状態と、長期間針を刺したままのためにおこる感染の危険性から、点滴を終了するという判断を下し、脳梗塞の予防のために血液を固まりにくくする薬を処方しました。点滴をしなくなった祖父は、自分で水分を口から取らなくてはならなくなりました。しかし、祖父はけっして積極的に水分を取ろうとはしませんでした。

主な理由は二つありました。そのうちの一つは、お手洗いの問題でした。祖父は点滴を受けていた数日間のうちに、ベッドの上で排泄してしまうことと、それをその度に看護師に取りかえてもらうということが、すでに苦痛になってしまっていました。

よく、「あぁ、情けない」と独り言のようにつぶやいていたので、「何が？」と私が聞いたのですが、何もいわずにため息をついているだけでした。入院するまでは自分の足で手洗いに行き、なんの問題もなかったのですから、祖父の気持ちはよくわかります。そしてもう一つの問題は、入院してから何日も口から水分なり食物なりを取ることがなかったためか、嚥下がうまくいかず、たった一口の水分でもすぐにむせて咳きこんでしまうことでした。

私達家族も、困り果てていたところへ、看護師長が来てくださり、優しい口調で、しかし、祖父の心に深くしみわたるような力強さを秘めた声で、ゆっくりゆっくり祖父と会話をされはじめました。

看護師長はまず、目の前の（祖父にとって）つらいことばかりに向いている祖父の意識を、もっとさきの退院したあとの生活を想像させて、そちらに向くようにされました。あれこれと、祖父が「早く退院したい」と思うような楽しいことをたっぷりと時間をかけて話され、祖父の心がほぐれたところで、排泄の問題に少しずつ入っていきました。

看護師長と会話が進むにつれて、祖父が一番気にしていたことは、「看護師さん達に迷惑をかけて申しわけない」ということだとわかり、私は、自分が祖父の気持ちをわかったような気になっていたけれども、それは私の思いを祖父におしつけていただけに過ぎなかったのだと反省しました。
祖父の本当の思いに対し、看護師長が「とんでもない、それこそ私達ナースの仕事なのですから、気を遣わないでください」というと、祖父はふっと笑って、「ありがとう」といいました。また、嚥下についても、看護師長が祖父の隣で、「ゆっくり、はい、こっくん」といって、水を口に含んでから飲みこむまで、何度も練習させてくださいました。

〈4〉

看護師長との会話で、祖父は「すべては、退院して早く今までの生活にもどるためにであることをしっかりと理解し、この日から祖父が自分の意志で「そのために今、しなければならないことを、少し頑張ってみるか！」と考え、自分から「水、飲む」といって飲むなどの行動をするようになりました。このできごとをみて、私は「これが看護の力か！」と思い、とても感動しました。
今回の祖父の入院をとおして、同じ患者さんの、同じ問題を扱うときに、医師と看護師ではまったく関わり方が異なることを実際に学びました。これは、医師の役割と看護師の役割が違うことからして当然なのですが、医師の役割である「病気を治す」から医療実践をしたのが、医師の行った診断・治療であり、看護師の役割である「生活過程を整える」

から看護実践をしたのが、看護師長の行った患者さんとの認識のやりとりによる整えだったのだと思いました。「病気を治す」「生活過程を整える」という言葉が、以上の経験からたんなる言葉ではなく、少し厚みをもった像になったように思いました。

これらについて、もっともっと本当の理解をしたいので、しっかり学び、将来現場に立ったとき、医師の力と看護師の力を協力させて、より立派に患者さんに関わっていきたいと思います。

# 第5課　医師は患者の事実を自らつかみ取る実力が必要である

## (1)　医師は患者の事実と格闘レベルで関わってこそ実力がつく

医学生、看護学生のみなさん。

前回の講義では、医学部の6年間で、何をどのように学んでいけばよいのかをわかっていただくために、まず医学生のみなさんの目標である、医師としての仕事とはどのようなものなのか、について具体的にお話ししました。医師の診療は、まさに、「命がけ」の真剣勝負であること、つまり刻々と変化する患者の状態に対して、的確に診断して、主体的な決断力をもって、その時々に患者に適切な治療をしなければならないということがわかっていただけたでしょうか。したがって、外来での、わずか3分間の診療といえども、全身全霊を込めて、ほんの少しの徴候もみのがすことなく、患者の状態をしっかりととらえなければならない、という心構えで、挑まなければならないのです。

このような実力は、たんに本に学んで医学の知識を覚えるというだけでは、とうてい身につけることはできません。知識は文化遺産の習得としてたしかに必要ですが、実際に患者を自らの目でしっかりとみ続ける実践がなければ、どのような本からといえども、たんなる「言葉」が得られるのみで、実際に役にたつ知識にはならないのです。

なぜならば、医学の本に書かれている病気の説明は、多くの患者の病気を、およそこのようなものとしてまとめたものであり、実際は個々の患者によって、その病気のあり方は千差万別であるからなのです。すなわち「病気」というものがあるのではなく、「ある患者の病気といわれる状態」があるのであり、これについては、前回「腸重積症」の例で詳しくお話ししました。

したがって病気だけがまとめられた書物の知識が、どのような患者の、どのような状態をとらえたものかをしっかりとわかるためにも、実際の生きた患者をみる、そのみ方を学ばなければならないのです。つまり、本で学んだことを、実際に具体的な患者を目の前にして、使いこなしていくことによって、生きた知識とするプロセスの学びが不可欠なのであり、医師が目の前にいる患者と、格闘というべきレベルで関わっていくことによって初めて、知識や技能を生きたものとして身につけることができる、ということをわかっておかなければなりません。したがって、このように事実と関わることが苦手な、というよりこういう努力を厭《イト》わしく思う人は、医師になるのはあきらめたほうがよいでしょう。

## (2)　医師には生きて生活している人間の事実を読みとる実力が必要

さて、最近医療過誤が増えている現状を反省して、教育改革が叫ばれている医学部においては、知識を暗記するだけの教育ではなく、「主体的に考えさせる」ということに主眼をおいた教育が組まれようとしています。知識を暗記するだけでは、実力のある医師にはなれない、というところに着眼できたのはたしかによいことであり、前回の講義で取りあげた「名画鑑賞コース」というものもその一つの試みとされています。

しかしながら、前回詳しくお話ししましたように、「絵」をみて、そこに描かれているものを読みとる訓練をしても、医師としての実力がつくことなどありえません。なぜなら、医師が対象とするのは、けっして「絵」のような死んだ静物ではなく、生きて生活している人間そのものだからです。医師は人間の病気の診断と治療という目的のもとに、生きて生活している人間の事実を読みとる力が必要になってくるのですから、まさにそこが学ばれなければならないのです。

具体的に考えてみてください。患者は絵のように、目の前に黙ってじっとしているわけはありません。あるときは、一生懸命に自分の苦痛を訴えてきますし、あるときは自分の病状に気づかずに、あるいは意図的に隠して何も語ってくれないかもしれないし、あるいは意図的に誇張してウソの訴えをすることもあります。そのような患者から、病気の診断に必要な事実が引きだせて初めて、医師といえるのです。

したがって医療実践においては、患者を目の前にして診断がつかずに悩んだり、あるいは誤った診断をしてしまったりというくりかえしのなかで、しだいに医師としての実力が磨かれていくわけですが、それでも一刻も早く、そのような実力がつくように、医学教育がなされなければならないのです。

ここで、前回の講義の最後に問題をだしておいた、17世紀の医師、トーマス・シデナムの件について答えておきましょう。前回、「名画鑑賞コース」は、名医を育てる教育にはならないと批判したあとで、シデナムが肖像画をみて、「もしこの絵が正確に描かれているとするならば、この人物は、3年後に心臓病で死亡したはずだ」と断言し、事実はまさしくそのとおりで、その医師としての診断の実力に、みながふるえあがった、というエピソードを紹介しました。

そうすると、もしかしたらみなさんが、「やはり絵をみることも、医師に役にたつではないですか」と思うかもしれないので、「医師としての実力をつけるために絵をみる」ことと、「真に実力のついた医師が絵をみる」こととは、次元が違う話であると、この問題を解くヒントをだしておきました。

答からいうならば、シデナムは、けっして絵をみることによって医師としての実力を養ったわけではなく、生きている患者を、何十年にもわたってみつづけ、その患者の診断と治療を行うために、必要な事実をしっかりとみてとる訓練を積み重ねていたからこそ、絵からさえも、診断に必要な事実をみてとることができた、ということです。

なぜこのように断言できるのかというと、前回紹介したように、シデナムは「医聖ヒポクラテスの再来」と称されていたからです。ヒポクラテスというと、みなさんは、入学当初、医の倫理で教わった「ヒポクラテスの誓い」を思いだすかもしれません。しかし、ヒポクラテスについては、そればかりでなく、医師としての実力のすごさをしっかりとわかってほしいと思います。では、ヒポクラテスとは、どのような医師だったのでしょう。

## (3) 五感器官を使った事実の観察がすべてだった「医聖ヒポクラテス」の時代

歴史的にみると、医師としての学びの基本は、学問の原点とされているギリシャ時代に、すでにみることができます。そこに、「医聖」と称されたヒポクラテス（紀元前400年ごろ活躍）が現われました。ヒポクラテスは、ソクラテスの弟子でありアリストテレスの師であったプラトンと、同時代に活躍しましたが、この時代においては彼らが医師になるためには、現代のように本で学ぶことなどできませんでした。なぜなら、まだ「本」といえるものはなかったからなのです。したがって、彼らは先達の医師に直接の手ほどきを受けつつ、目の前の患者をしっかりと観察し、できる限りの治療を施すことによって、まさに生《ナマ》の事実から学んでいったのです。

しかも、当時解剖はほとんど行われていませんでしたから、内臓はどのようになっていて、どのようなはたらきをしているのか、といったかんたんな体の内部の形やしくみすらが、あまりわかっていない時代だったのです。これは、たとえばハーヴェイが「血液が循環している」ということを発見したのは、17世紀後半であったことをみても、当時はまだまだ体の構造やそのはたらきが、実際に確かめられたものは少なく、空想の部分を多く含んでいたといってもいいでしょう。もちろん現代のようにレントゲンや血液検査などを行えるような、技術の発達もまったくありませんでしたから、ただただ一生懸命に、患者に現われる兆候を、医師自らの五感器官を使って、すなわち、見て、聞いて、触れて、臭いを嗅いで、味わって観察し、その意味を考え、それに対処していったのです。

そして、それらの経験を集大成したのが、現在残っている「ヒポクラテス全集」の中身です。これは、人類が初めて、病気について集大成した歴史的な書であり、これによってヒポクラテスは「医聖」と称されているのです。そのなかで、ヒポクラテスは、当時の思弁的な医師達を批判し、「吾人は経験を貴ぶ」という言葉を残しています。現代の医学教育においても、この言葉の意味するところを、しっかりと再認識し、生きて生活している人間の事実をしっかりと学ばせることが重要なのです。

さてここで、前回の最後に触れておいた、ピュタゴラスについても、少し紹介しておきましょう。ギリシャ時代においては、ヒポクラテス以前に生きたピュタゴラス（紀元前530年ごろ活躍）が、すでに自らの学派からなる医師団を率いて医師としての治療を行っていました。ピュタゴラスは「ピュタゴラスの定理」があまりにも有名なので、数学者であるかのように思われていますが、それだけではなく、一大学派を築いたいわば医師でもあったのです。

ピュタゴラスはギリシャの黄金時代に活躍し、一説によれば、当時最高の哲学者タレスに学んだのちに、エジプトに留学し、長い外国留学のあと、学校を開き、そこでいわゆる数学、哲学、自然科学といわれる分野を教え、弟子とともにこれらの研究にはげんだとされています。ピュタゴラスは数論、幾何学そして音楽にまで数多くの見事な仕事を残していますが、さらに医師として医師団を結成し、各地をまわり、治療を行ったとされています。つまりピュタゴラスは、当時のあらゆる学問を学び、その実力で医師として活躍したのです。

ピュタゴラス学派の治療は、食事、運動のバランスに主体をおいたのですが、さらに霊魂や精神を重視し、音楽や祈禱、瞑想を治療に用いたことが知られています。これはけっして現代の私達が思うような宗教的な、神秘的なものではなく、実際に役にたったというより、心を治療しなければ病気が治らなかったという、人間にとっての病気の起源の問題と深く関わっているのです。すなわち、そのような宗教的、神秘的な治療がきわめて有効な時代であったということであり、「医術はまさしく時代の医術である」といってよいほどに、当時は合理性があったことをみのがすわけにはいきません。そしてまた「病は気から」の諺のとおりに、人間の病気のすべてに認識がからんでいるのですから、認識にはたらきかける治療という観点からみれば、現代においてもこの問題は大変重要なので、あらためて別の機会に説いてみたいと思います。

## (4)　受験勉強のままに医師への学びをしてはならない

さて、ここでどうしても一言述べておきたいことがあります。それは、現在医師になるためには、大学の医学部に入学して医学教育を受けることが唯一のコースですが、医学部というものは他学部に比較して、大変に入学試験の合格レベルが高くなっていますので、充分に受験勉強の実力をつけなければ、医師になる道はないという現実です。

しかし、受験勉強をしっかりとやったみなさんは、よく知っているとおり、受験勉強というのは、あくまでも知識の暗記なのです。したがって、この受験勉強の学びのままに、入学したあと医学を学ぶと、生きた患者そのものから学ぶのではなく、本を読んで言葉を覚えて、医師の実力がついたつもりになるという、恐ろしい医師に育ってしまいかねません。

ところが医学部に入学した学生の多くは、高校までの受験勉強で培った知識暗記能力のままに、医学部での学びへと突っ走ってしまい、受験勉強の力の延長線上で医師になっていくという構図が、あたりまえであるかのようにくりかえされています。したがって、本当に見事な医師になりたいならば、大学に入学したその日から、この心はすっかり捨て去って、ゼロからの出立を果たさなければなりません。

しかしこのようにいっても、どうして受験勉強ではダメなのか、医学についてたくさんの本を読んで暗記することがなぜまずいのか、と思う読者もいるかもしれません。ここではとりあえず、受験勉強に潜む問題点の一つを指摘しておきます。

そもそも受験勉強というのは、試験のための勉強であり、試験問題というのは、すべて試験官によってつくられた、受験生にとっては、初めから与えられている問題です。つまり受験生にとっては、解くべき問題は試験問題として定まった形で目の前にあり、解答もすでに決まっており、それ以外の解答はないのです。

しかしながら現実の医師としての仕事は、こういうことはありません。患者が仮に目の前に現われても、医師として診てとるべき問題、すなわち、その患者は病気なのかどうか、病気であるとすれば、どのような病気で、どのような段階にあるのか、治療方針はどうたてるべきか等々は、医師自らが、自分のアタマをはたらかせて、「問題」として把握しないかぎり、「問題はない！」、したがって「何もすることができない」のです。しかもその問題と解答は、時時刻刻に変化していくのです。その意味では、医学教育で現在主流とされつつある「問題解決型カリキュラム」といえども、初めから「問題」を与えていくのでは、受験勉強と根本的には変わりないともいえるのです。

## (5)　医師に必要な基礎学力とは何か

しかももっと恐ろしいことに、現在医学部の多くでは、入学試験でもっとも重視されているのは理数系科目であり、数学や物理、化学は多くは必須とされているのです。したがって、数学や物理、化学が得意な学生が医師になるという現実があるのです。

しかしながら、医師になるためには、数学や物理、化学が得意である必要はありません。なぜなら、医師が対象とするのは、人間の、その病気であり、けっして「もの」ではなく、ヒトとしての生物であるのみならず、いわゆる「心」をもつに至った人間という生物なのです。したがって、医師になるために必要な学びというのは、まずは生物であり、それに加えて、人間の文化を学びとるための社会科や国語こそが、もっとも重視されなければなりません。そのような科目が得意な学生ほど、本当は名医になる条件を備えているといっていいのですが、残念ながらこのような考え方は、医学教育ではまだ主流ではないという悲しい現実があるのです。

くりかえしお話ししているように、医師というのは、人間の病気を診断し、治療するのが仕事です。それに必要な基礎学力が、数学や物理であっていいはずはありません。大事なことは、そもそも生命とは何か、地球において生命現象がいかにして生命体化していったか、さらに地球との相互浸透で生命体はいかにしてその内実を発展させていったか、そしていかにしてサルが脳を発達させ、人間としての認識をもつに至ったか、そしていかにして人間は社会を築き発展させていったか、ということがきちんと学ばれることが医学の基礎となるのです。

なぜなら、ここにこそ病気の起源があるのですから。したがって、こういうことがきちんと理解されれば、たとえば現在「鯉ヘルペス病」や「鳥インフルエンザ」の流行でちまたをにぎわしている、多くの「ウイルス病」の謎もかんたんに解けることになるのです。ここで説かれなければならないのは、「ウイルスとはそもそも何か、ウイルスはどのようにして誕生したのか」であり、「ウイルスは現在、どのようなはたらきをしているのか」ということです。ここでは詳しくお話しすることはできませんが、ここをあきらかにできれば、現在ウイルス病とされている多くの病気の説明は、違ってくることが理解できるはずなのです。

　みなさんが本来、大学で学ぶべき一般教養は、このような中身をもつものでなければなりません。したがって物理の公式をあてはめて物体の運動の状態を解くとか、体のなかのできごとを化学式として覚えることばかりに時間を費やしてはならないのです。そうではなくあくまでも、人間の病気を診てとり、それを治療するために必要なことが学ばれなければならないのです。

## ⑹　医師に必要な事実をつかみ取る実力はどのようにしてつけるのか

　さて、これまでいろいろお話ししてきましたが、医師としての仕事は、患者から必要な事実を自らの手で引きだしていかなければ、けっして病気という、体の機能のあるいは実体の歪んだ状態を診てとることはできません。つまり目の前の対象である患者から、病気の診断や治療に必要な事実を、必要に応じてつかみ取ってくる能力というものが大事なのであり、必要な事実というものは、必要に応じてつかみ取ってくる限りにおいて、必要な事実となるということを忘れてはならないのです。

そうすると、問題は、そのような医師としての実力は、どのようにしてつけるのかということです。

ここでまず肝心なことは、「医師とは何か」という像をきちんとアタマに描き、そこから事実をみていくことです。前回紹介した「名画鑑賞コース」で、一番欠落しているのはそこでした。すなわち、同じ対象を目の前にしても、目的によって、みてとらなければならない事実は違うのであり、ただただ一般的に事実をみてとる訓練を重ねるだけでは、ほとんど意味がないのです。

たとえば、同じ患者を目の前にしても、医師として必要な事実と、看護師として必要な事実は異なります。では、医師は患者から、どのような事実をみてとらなければならないのかについては、次回の講義で、以前に示した〔症例1〕、および新たに示す〔症例2〕によって、具体的にお話ししたいと思います。

## ◇医学生の学び〔Propyläen zur Wissenschaft〕5

医学生　北条　亮

〈1〉

憧れていた医学部へ入学し、医学生としての本当の生活が始まりました。

６年後に、医師として患者さんの前に立つために、さまざまな授業が、朝から夕方までぎっしり組まれています。すべては「医師になるために！」の授業ですので、どんな授業も積極的に受けていますが、数学の受験勉強のときと同じで「物理学」という授業だけは、どうしても前向きに取りくむ気になかなかなれません。「医師の実力をつけるために」と物理の先生はいいますが、その内実はたんなる受験物理なのです。

先日も、「ガリレオやニュートンの物理法則」を習いました。私は、16〜17世紀に生きたガリレオやニュートンがつくった法則を使えるようになることが、医師になる者が学ぶべき、一般教養としての物理の学び方であるとは思えません。

そうではなくて、人類の発展史を学ぶ流れのなかで、その時代の社会的背景とともに、その時代の人々、あるいは、その時代の特定の人々の認識をみる、という形で、その一例として「ガリレオやニュートンは、このような法則を打ちたてました」と習うのであれば、これは意味のあることだと思います。受験の際に、物理を選択しなかった人達が、受験レベルの物理の問題を解けるようになることが、医学生に必要な一般教養としての物理の学び方ではけっしてない！と、どうしても思えるのです。

〈2〉

一方で、医学部1年生が学ぶのにふさわしい（すばらしい）授業も展開されています。それは、「人体の構造」という授業です。何がすばらしいかといえば、この授業では「まず1年生は初心者なのだから、人体の細かい名称を覚えるのではなく、看護学生や機能訓練士や鍼灸師が使用する本を参考にして、人間の体を全体的におさえる」という方針で進められているからです。この何がすばらしいのかをいいますと、人体の細かいところを覚えるのではなく、まずは人間の体を運動レベル・体系レベルで全体的に習うので、医学部1年生の学びにはとてもふさわしいと思えるからです。

たとえば、骨格を習ったときも、骨の一つ一つの名称を暗記させられたのではなく、「人間の骨格は、こういう形をしていて、ここところがこのようにつながっていて、このように運動している」と全体をおさえながら、だったのです。

しかし、それはすばらしいのですが、その学び方にも少しかくれた問題があるように思えました。それは、実際の授業で、教科書をほとんど使用しないことです。学生は、医学生用の分厚い本から、先生が抜粋してつくったプリントを中心に、学びます。そして、学生のほとんどが、プリントだけから（なんの本も読まずに）その中身を覚えつづけていくのです。

私は、「これでは大変だ、私のアタマのなかはとんでもないことになる！」と思い、とにかくせっかくの人体の運動性・体系性の学びなのだからと、独自に私なりの学習法をと考えて、以下のようにすることにしました。

それは毎回の授業前と授業後に、『ナースが視る人体』（薄井坦子著、講談社）と『看護の生理学（1）〜（3）』（薄井坦子・瀬江千史著、現代社）を必ず読み、生きた人間像を描く訓練をしようというものです。

なぜなら『ナースが視る人体』と『看護の生理学（1）〜（3）』をきちんとアタマに入れた医学生が描く人体の構造の像と、医学生用の分厚い本から、先生が抜粋してつくったプリントだけを覚えた医学生が描く人体の構造の像は、大きく違ってくると思うからです。

前者は、たとえば、人体のある部分をみるときには、「人間を全人的にとらえる」ことの必要性を学んでいるので、けっして部分を部分としてはとらえ（とらえられ）ず、必ず人間の体の全体系像（図）から、その部分の図を位置づけてみることができます。

ところが、後者では、まだ人間の全体系像（図）がわかっていないはずの1年生が、毎回の授業でバラバラに配布されたプリントの内容の部分部分の図（部位）を、人体の体系としての正しい位置に定めることはとても難しく、結果として、すべてを平面的に並べて覚え、また考えることになってしまいかねません。せっかく体系性をもつ人間の全体像を学びながら、すべてをバラバラに、モザイク的に覚えてしまうことになるため、これではとうてい体系的に考えられるアタマの訓練ができないなとの思いがしきり！でした。

〈3〉

この私の学習に関して、医学部の偉い先生方は、おそらく「どうして医学部で指定された、医学生用の分厚い本ではなく、『ナースが視る人体』なのか、医学部指定の本をきちんとアタマに入れればよいのではないか」と思われるかもしれません。それでも私には医学部1年生が、『ナースが視る人体』のような一般像（図）からでなく、医学部指定の詳細な部分図が並んでいるといった本だけから学ぶことには問題があるように思えてなりません。

理由は二つあります。一つは、医学部指定の本には、あまりにも細かいことまで記載されているので、人間の全体をおおまかにとらえることが目標である1年生にとっては、まさに「木を見て森を見ず」の状態になり、全体をみうしなってしまいかねないからです。そして、「生きている人間」全体をみられないのと同時に、みる重要性すらも忘れてしまいかねません。これは医学部1年生が、一つでも多くの知識を詰め込むという長い受験勉強の期間をもった結果、人体の細かい内容を覚えるほうが、人間をダイナミックにとらえることより「楽しい」と思ってしまうような認識をつくってきてしまっているからです。だから、「医学教育 概論」で、「本当に見事な医師になりたいならば、大学に入学したその日から、……ゼロからの出立を果たさなければなりません」とあったのだ！ と思います。

二つ目は、医学生用の教科書自体が、恐いこと（？）に人間を全体からとらえていないと思えるからです。

これは、『ナースが視る人体』の目次と、一般的な医学生用の本の目次を比較すれば、あきらかです。『ナースが視る人体』は、まず、「人間の全体」があり、それを「器官系」に分け、さらに「器官」として分類し、それを詳しく「組織」としてみたうえで、「組織」をさらに細かくみると「細胞」となっている、となっています。

一方、一般的な医学生用の本では、まず「細胞」から始まります。「細胞」が集まって「組織」になり、「組織」を集めると「器官」になり、同じようなはたらきをする「器官」を集めて「器官系」と呼び、最後にその「器官系」が集まって個体となる、とあります。

本当に人の体は、「細胞」が集まって「組織」になった歴史的な過去があるのでしょうか。この大きな疑問がどうしても消えません。「生命の歴史」にたずねてみたとしても、単細胞がカイメン体に進化したとき、カイメン体は、「岩に固着する細胞」と「水に動かされる細胞」の二種類が集まってカイメン体となったとなるのでしょうか。けっしてそうではない、と思います。

それまでは一つの細胞で生きられていた単細胞でしたが、地球の激動に対応するため、だんだんに分化していったのだと思います。クラゲ体も同様に、です。魚類段階になると、脳という中枢ができますが、これもクラゲ体に脳をつくる細胞が集まって魚類になったのではなく、激動している地球上で生きていくために、運動する器官と食物を扱う器官に分かれなければならない必要に迫られて、結果として、それらを統括する脳が誕生した、と「生命の歴史」は教えてくれているように思われます。

「生命の歴史」にたずねてみる、とは、現象面だけを論じていくのではありません。「生命とは何か」という本質を、生命体の体系性からとらえていくものだと思います。これが、学問的・体系的に考えるということだと思うのです。
有名な生物学者であるマーギュリスは、「真核生物は、本来は別個の独立した原核生物が共生してつくられたものである」という「共生説」を打ちたてたといわれています。しかしこれは、マーギュリスがまさに、学問的・体系的に考える訓練を、若い時代にしてこなかった悲しい結果の一例だと、私には思えてなりません。

〈4〉

以上のように、医学生も看護学生も、同じものを対象としてはいても、学ぶ大学によってまったく逆を教わることになります。私は、医学部1年生は、生きている人間の全体像を体系的なイメージとしてもつ必要があるので、必ずこの『ナースが視る人体』と『看護の生理学（1）〜（3）』で学ばなければならない、と思っています。
これからさきも、たくさんの細かい事実を習っていくことになると思いますが、まず、『ナースが視る人体』をしっかり読んで、人間の全体としての体の構造を把握したうえで、授業中には、今習っていることが、その人体の構造全体のどの部分なのかを考えながら学びたいと思います。また授業後には、習った知識が、『ナースが視る人体』のどこに位置づけられるかを考えることによって、全体のなかの部分としてとらえられる頭脳づくり、つまり体系的に物事を考えられるような頭脳の訓練をしていきたいと願っています。

そして将来、患者さんを目の前にしたときに、まず、その患者さんの生活過程の全体像を、体系性をもつものとしてイキイキと描くことができ、さらに、患者さんの今の状態は、その生活過程のなかで少しずつ体系性的に生理構造が歪んできている、その流れの一場面であるととらえられ、その後、その歪みが回復方向へ発展するのか、さらにひどくなる方向へ発展するのかをきちんとみきわめられる、いってみれば、滅多に誤診をしない医師になるのが私の真の望みなのです。

# 第6課　診断とは患者の状態をその過程も含めて把握することである

## (1)「早期体験学習」も医師像を描くためにこそ

医学生、看護学生のみなさん。

本講義の目的は、くりかえし説くように、医師を志して入学した医学生のみなさんが、医師としての実力をつけるために、大学での6年間で、何をどのように学んでいったらよいのかを、しっかりと示すことにあります。また、看護学生のみなさんには、将来現場で協力体制が不可欠となる医師とは、何をどう学んで医師になるのか、看護師と医師の専門性の違いとはなんなのかを、わかってもらうためでもあります。

さて、本講義で、まずみなさんにあきらかにしなければならなかったのは、そもそも医師とは何か、でした。それは医師とは何かによって、何をどう学ばなければならないかが規定されるからであり、みなさんも、6年後にめざすゴールをはっきりさせなければ、どうしてそのような学びが必要なのか、なかなか納得することができないと思うからです。

そこで、医師の専門性とは「人間の病気の診断と治療」であると概念化したうえで、それが具体的にどういうことかをイメージしてもらうために、〔症例1〕を提示しました。本来ならば、診療所での医師の診療のあり方を現実にみてもらうのが一番よいのですが、それはかなわないため、せめて紙上で体験してもらい、医師として行う実践の像を、みなさんのアタマに描いてもらったわけです。

そういえば最近、入学したばかりの医学部の1年生に、「初期実習」とか「体験実習」と称して、一日外来患者とともに、受付→診察→検査→会計のコースをまわる、という実習が導入されている大学もあります。みなさんも行いましたか。これなども、知識の伝達一辺倒だった医学教育を、実践につながる実習を重視した教育にしていこうという、医学教育改革の試みの一つとして、あちこちの大学で、流行のように採りいれられているものです。

しかし、この実習も、その目的を明確にし、それをみなさんに学びとってもらわなくては、なんの意味もなく、ただただ「患者というものは、広い病院のなかを、あちらこちらへと歩かされ、またわけもわからずに待たされ、大変だったよなあ、私は病気にはなりたくないなあ」とかいう、「病院体験ツアー」のような主観的感想で終わってしまいかねません。

大学側が、どうしても入学してすぐに、この実習（体験）を授業課目として採りいれたいのであれば、患者の目からみた、6年後の自分の「医師としての姿」を思い描き、6年後には、信頼される医師として患者の前に座りたいと、医学生自身が決意を新たにし、そのためにはどうしたらよいのかの教育がなされることが、一般的には望ましいのです。

医学教育は、ただただ思いつきのままに新しい課目を採りいれるのではなく、6年後に実力のある医師として卒業させる、その目的のために、すべての課目を収斂させていくものでなければなりません。それが医学教育の体系性であり、そのためには、その背後に医学体系がなければならないのですが、それについては、いずれ詳しくお話しすることにします。

## (2)　医師のアタマのはたらきによって、診断と治療は違ってくる

さて本講義では、さきほどいいましたように、みなさんに「医師像」をイメージしても

らうために、〔症例1〕を提示したわけですが、さらに〔症例1〕を詳しく取りあげ、医師がその専門性である「人間の病気の診断と治療」をするまでに、患者を目の前にした医師自身のアタマのなかが、通常はどのようにはたらいていくのかについて、解説しました。

ここから、これまでの医学教育で育てられてきた、通常の医師のアタマのはたらきは、「病気というものがある」という大前提にたって、目の前の患者の状態が、自分で学んで、アタマのなかに記憶している病名の、どれと合致するのかを探っていくはたらきであることが、わかってもらえたと思います。

しかし、このようなアタマのはたらきでは、いわゆる「藪医者」にしかなれないのであり、では、本当に実力のある医師としてのアタマのはたらきとはどういうものであるのかについて、少しお話ししました。ここで、本来の医師のアタマのはたらきとして、まず第一に重要なことは、目の前にいる患者の事実を、そこに至った過程の事実をも含めてしっかりとみてとることでした。

この両者の、医師のアタマのはたらきの違いによって、患者の病気の診断と治療がどれほどに違ってくるのかについて、〔症例1〕で実証しましたので、医学生のみなさんにも、少しはわかってもらえたと思いますが、今回もその本来あるべき医師のアタマのはたらきを深めてもらうために、新たに〔症例2〕を提示することによって、もう少し検討してみることにしましょう。

(3)　記憶している病名に患者の状態をあてはめていった〔症例2〕の医師

〔症例2〕は、次のようなものです。

〔症例2〕　30歳　男性。
〈主　訴〉頭痛
〈既往歴〉12歳で頭部外傷、25歳で急性胃粘膜病変
〈家族歴〉父親が糖尿病、母親が白内障・心房細動
〈生活歴〉一般病院に勤務する内科医（卒後5年目）。独身。アパートに一人暮らし。週1回の当直あり。平成15年6月中旬から担当患者のことで悩み、睡眠不足あり。

〈現病歴〉 平成15年6月23日朝より軽い頭痛（頭全体が重苦しい感じ）があり、水様性下痢が5、6回あった。下痢は3日間で治ったものの、頭痛は強くなり6月25日からは動いたときに頭の奥が締めつけられるような強い痛みを伴うようになった。6月26日からは歩行すると頭の奥のほうがズキンズキンと拍動性に痛むようになり、体を横たえると痛みは軽減するが、頭に何か締めつけるようなものをかぶっている感じは取れなかった。体温は37度から37・5度のあいだで推移。6月27日からは少し動いただけでも拍動性の頭痛がひどくなり、ほぼ1日中横になっていないと耐えられないほどであった。

6月28日、勤務する病院の脳神経外科を受診し、診察上、髄膜刺激症状などの神経的所見がなく、頭部CTを撮るも異常なし。血液検査も炎症所見もなし。頭痛時の頓服としてロキソニンを処方された。しかし、強い拍動性の頭痛が続くため当院を受診し、安静目的で6月29日から個室に入院となる。

さて、みなさん、いかがでしょうか。〔症例1〕のときと同じように、自分が患者とむかいあった医師になったつもりで、〔症例2〕をもう一度読んでみてください。

この〔症例2〕では、患者が、30歳の内科医ですから、少しややこしいかもしれませんが、この症例で「医師になったつもりで」の医師とは、当然に診察した脳神経外科医です。5日前から頭痛が始まり、しだいにひどくなり、起きあがれないほどの頭痛を訴えて受診した患者（内科医）を前にして、脳神経外科医のアタマには、どのようなことが浮かんだのでしょうか。

そのアタマのなかは、次にその医師が行った行為すなわち、「髄膜刺激症状などの神経的所見」を調べ、「頭部CT」を撮り、「血液検査」を行ったということから、推測することができます。専門的知識をまだ学んでいないみなさんには難しいと思うので、かんたんにいいますと、この脳神経外科医は、「激しい頭痛をひきおこし、しかもそれが持続する病名」を、次々といくつか思いうかべました。それは、脳腫瘍や、髄膜炎（これは脳を包んでいる髄膜が炎症をおこしたものです）といった重症な病気であり、それを確認するために、あるいはそうでないという確証を得たいために、そのような検査を行ったのです。そしてそれらの検査の結果は、自分が思いめぐらした病名は否定的であったため、とりあえず頭痛をおさえようと、鎮痛薬であるロキソニンを投与しました。

しかし、患者の頭痛は、翌日も少しもよくなりませんでした。そこで、この内科医である患者は、次に主治医となったB医師の病院を受診したのですが、じつはそこには、次のような事情があったのです。

1日たっても、鎮痛薬を飲んでも頭痛が少しもよくならない患者の状態をみて、脳神経外科医は、悩み考えました。その彼のアタマのなかは、「たしかに、発熱はたいしたことなく、CTで何もなく、髄膜刺激症状もなく、血液検査で炎症所見もないけれども、これだけ頭痛が続くのだから、やはり髄膜炎が疑われる。髄膜炎のなかでも軽いタイプの、ウイルスによる髄膜炎かもしれない……」というものでした。そこで、患者に、「髄膜炎が疑われるので、髄液検査をしましょう」といったのです。

それを聞いた患者（内科医）は、躊躇しました。なぜかといいますと、みなさんもいずれ教わることになりますが、髄液検査は、腰椎穿刺といって、背中から背骨のあいだをねらって髄液腔まで針を刺し、脳・脊髄を循環している髄液を採取して行うもので、相当の痛みとともに、それなりの危険を伴うからです。

患者（内科医）は、考えました。「たしかに、今まで自分が経験したこともないような頭痛が続き、不安にかられて、脳神経外科の先生に診てもらったけれど、寝ていればなんとか耐えられるし、熱もたいしたことはないし、吐いているわけでもないので、髄膜炎まではないのではないか……。だったら、髄液検査はやりたくない……」と。そこで、その検査を〝逃げ〟、大学時代の先輩のB医師を頼って、受診したのです。

### (4)　患者の状態を把握し、その生活過程に分けいった医師

以上から、患者を目の前にしたときに、脳神経外科医のアタマのなかが、どのようにはたらいていったのか、およそイメージできたでしょうか。このアタマのはたらきは、〔症例1〕でみた外来医師のアタマのはたらきと同じ、すなわち、自分が記憶している病名に、患者の状態をあてはめようとするアタマのはたらきであることが、みなさんにもわかってもらえたでしょう。これは単純な国語力の問題ですから。

それではそれに対して、次に受けもったB医師は、どのようにアタマをはたらかせたのでしょうか。

患者（後輩医師）を診察したB医師は、「たしかに、これほど強い頭痛が、1週間も続いているのは、正常ではない。しかし、本人の様子の全体的印象から、重症感は感じられない。さらに、身体的所見、検査結果などから、髄膜炎などの重症な病気はないだろう」とまず考えました。

ここでB医師の認識のなかの、「本人の全体的印象から、重症感は感じられない」とある箇所に注目してください。みなさんは、「重症感とはどんなものだろう」と思うでしょうし、「感じるなどという個人の曖昧な判断に頼ってよいのだろうか」、と思うかもしれません。

しかしじつは、これは医師にとって、診断のために非常に重要な実力の一つなのです。あえていえば、「誤診をしないための極意ないし秀技」といってよいかもしれません。「重症感」とはどのようなものか、それを「感じられる実力」をつけるにはどうしたらよいのかについては、のちほど詳しくお話ししたいと思います。

さて、まずは以上の判断をしたB医師は、「ではいったい、この尋常でない頭痛はどういうことなのだろう」という、さらに深まる謎を解くために、患者である後輩医師に、話を聞きました。それはB医師のレポートから要約すると、次のようなことでした。

平成15年3月より、患者Y（内科医）は、肺炎で入院した81歳の女性Kの主治医となった。Kは、肺炎はよくなったが、持病の肝硬変が悪化し、腹水のコントロールもつかない状態となり、６月から食事もほとんど取れなくなった。

６月中旬より、Ｋと同居していた62歳の男性Ｓが、Ｋの病状が悪化したのは主治医のせいであると、病院内外で触れまわりはじめ、６月12日に、Ｋに薬疹が出現したことから、「医療ミスで訴えてやる」とまでいうようになった。この間Ｙ医師は、Ｓと何度も話し合う時間をもったが、Ｓはほとんど聞く耳をもたず、ただ怒りをぶつけてくるだけだった。

Ｙ医師は、６月は、ほとんど病院に泊まりこみ、食事は病院の食堂や、売店で買うサンドイッチなどですませた。病院では寝る部屋もなく、医局のソファーに横になっての仮眠であり、とくに６月17日に、Ｋが再び肺炎を併発してからは、夜間も２～３時間ごとにポケットベルで呼ばれ、Ｋの窒息を防ぐための、痰の吸引などを行っていた。たまに自宅に帰った夜も、夜中に必ず目が覚めて、Ｋの状態を思いうかべ、眠れない日が多かった。

６月20日、Ｋの状態がようやく少し改善し、院長にも入ってもらった話し合いで、Ｓの態度も軟化しはじめ、Ｙ医師に対する攻撃がおさまる気配をみせた。

Ｙ医師は、気持ちも少しおちつき、６月22日夜、医局の歓送迎会に出席し、おいしくはなかったが、何か食べないとやってられないという気分で、いつもの３

倍くらいの食事を取った。
6月23日朝より、下痢と頭痛が始まった。
6月24日夜は、院内当直にあたっており、ほとんど眠る時間がないままに、6月25日の通常勤務に入った。そのころから頭痛がひどくなり、とうとう耐え切れず、不安になって、6月28日、脳神経外科を受診した。

以上が、入院時に、B医師が聞きだした事実です。

いかがでしょうか。まだ素人同然のみなさんであっても、この事実をみれば、「ああこれなら、ひどい頭痛になってあたりまえだなあ」と思えるのではないでしょうか。

とくに、患者の側が「医療ミスで訴えてやる」などと、「怒りをぶつけてくるだけ」で、「ほとんど聞く耳をもたない」状態の連日であったら、誰でも「尋常でない頭の痛みがおそうだろうな」と思うでしょうし、医師の卵であるみなさんなら、「自分の明日の事件かも」と身につまされて想像できるのではないでしょうか。

このように、診察によって、以上の事実をつかんだB医師は、Y医師の頭痛は、脳自体の実体の病みではなく、機能の病みであると判断しました。「実体の病みと機能の病み」について理解することは、今のみなさんにはまだ難しいと思いますが、「病気とは何か」を考えるうえで、とても重要な概念ですので、いずれ詳しくお話しすることになります。とりあえずここでは、脳の機能の病みとは、脳のはたらきの歪みであって、まだ脳細胞自体の物質としての変化（病み）には至っていない状態と理解してください。

みなさんにわかるようにマンガ的なレベルで表現すれば、Y医師は、食事や睡眠や適度の運動といった、脳を正常に維持するのに絶対不可欠な回復過程を充分にもたないで、脳を極限まではたらかせた、それも、「心配、不安、いらだち、怒り、おちこみ……」といった像を形成するという、脳を含む身体全体の循環を悪くし、歪みをもたらすようなはたらかせ方をし続けたからこそ、「もう限界です！　これ以上はたらかせないで！　少し休ませて!!」という、脳からの悲鳴が、「尋常でない頭痛」となったということです。

診察でつかんだ事実からこのように考えたB医師は、Y医師を、勤務先の病院ではない自分の病院に入院させ、心身ともに休養を取らせたところ、それ以外の特別の治療もなしに、頭痛は消失し、１週間ほどで、職場に復帰することができました。

## (5) 診断とは患者の状態をその過程も含めて把握することである

さて、この〔症例2〕から、とりあえずみなさんに、しっかりわかってほしいことは、これまでの医学教育を受けてきた医師達のアタマは、患者を目の前にしたときに、どのようにはたらくのか、それに対して、本来の医師のアタマは、どうはたらかなければならないのか、ということです。

本来の、医師の専門性である「人間の病気の診断」とは、ただたんに、目の前の患者に病名をつけることではなく、患者が現在どのような状態になっているのか、そしてそれはどうして、どのような過程を経て、そのような状態になってしまったのかを、医師自身が、客観的な根拠をもって納得できるようにすることであり、そうして初めて、そのような状態に至ってしまった患者を、しっかりと回復させる治療が可能となるのです。

これが、さきにお話しした、「目の前に、わけもわからず存在している対象に関わる事実を必要に応じて、しっかりと取りだしてくるアタマのはたらき」なのです。

たしかに最近は、医学生が事実と関わり、必要な事実を取りだしてくる能力があまりにも低いという現実をつきつけられ、事実をみてとる実力をつけるためにと、医学教育に「名画鑑賞コース」などが設けられたりしていることは、前に紹介したとおりです。

しかし、このような教育で、医師として事実をみてとる実力がつくわけもありません。ではいったいどうしたらよいのか、医師として、事実を把握する実力はどのようにして培ったらよいのか、については、とても大事なことなので、のちほど詳しくお話しすることにします。

## ⑹　患者の事実を把握するには会話的国語力が不可欠である

さて、今回は最後に、どうしてもお話ししておきたいことがあります。それは、医師が、目の前の患者から必要な事実を把握する際に、欠くことのできない能力についてです。それは、なんだと思いますか。

医学生北条亮君が、「医学生の学び〔Propyläen zur Wissenschaft〕1」のなかの〈2〉で、次のように書いていたことを、読者のみなさんは覚えているでしょうか（この医学生の言葉には、心に「ズキン！」とくる何かがあると、みなさんには思えませんか）。

それは、私立の医学部の受験科目に、国語と社会科がないのはおかしいということであり、「病人と対話しなければならない医師」には、心のこもった、心がかよう「会話的国語力が、どうしても必要だと思うのです。このためには、文芸作品の教養がどうしても必要なのではないでしょうか」という内容でしたが、まさしく、それに関わる記事が、偶然でしょうがつい最近の新聞に載ったのです。

それは、讀売新聞で連載されている「日本語の現場」（２００４年6月22日版）で、「診察に国語力を、医師の卵〝接客指導〟」というタイトルで、要約すると次のような内容でした。

「これまでの医学教育は講義中心」で、「知識の詰め込み、記憶教育に偏りがちだった」のであり、「その結果、患者の気持ちや不安を酌み取れないだけでなく、適切な敬語も使えず、患者に不快感を抱かせる医師を医療現場へ送り出す結果を招いた。症状を的確に聞き出せないため、医療ミスや誤診を誘発する遠因にもなり、医療不信を助長した側面もある」。したがってこれからは、「医学生の〝国語能力〟を試す」ための「問診」の試験を、「4年生までの課程を修了した段階」で、実習にでる前に行う、というものでした。

そして、文部科学省が発表した、「模擬問診の評価項目（診療マニュアル）」が載っていました。それは、30項目以上に及ぶものであり、たとえば「患者さんへの敬意が感じられる言葉遣い（適切な敬語）である」とか、「患者さんを気遣う言葉を使う」などというものでした。

いかがでしょうか、医学生や看護学生のみなさん。このような「問診マニュアル」を学んで、みなさんのなかに、患者との会話がうまくできるようになる、と思える人がいるでしょうか。しかし、それでも、4年間の専門課程が修了し、臨床実習へ向けての試験のために、かつての医学部入学のための受験勉強さながらに、この「問診マニュアル」を必死に覚える医学生の姿が目に浮かぶようです。

さて、「言葉」というものは、本来お互いに人間同士がわかりあうための、「ココロ」と「アタマ」の表現なのですが、ここで、一番欠落しているのは「ココロ」の問題であり、だからこそ、その「ココロ」がこもる言葉を養わずに、「アタマ」を駆使する「言葉」だけでなんとかしようとしても、うまくいくわけはない、つまりこのばあいでいえば、「ココロ」の言葉抜きの「アタマ」だけの言葉であっては、医師と患者に信頼関係が築けることにはならない、ということです。

現に、このような医学教育に対して、有識者から、「コミュニケーションの基本は、相手のことを思いやり、その気持ちが自然と言葉のうえにも表われてくること。本心では思いやっていないのに、言葉遣いだけを妙にていねいにする。それは最悪です。『慇懃《インギン》無礼《ブレイ》』にほかなりません」とのコメントもよせられていました。また、最近「患者様」と呼ぶ病院が増えている風潮に対して、「様呼びになっても患者の不安感や訴えに耳を傾ける姿勢はない」との、患者側からの批判も紹介されていました。

## (7) ココロのこもった会話ができるために医学生がやるべきこととは

では、この一番大切な「ココロ」がこもる言葉を、医学生はどうしたら養うことができるのでしょうか。言葉（文字）のうえでの解答ならば、いともかんたんです。「ココロ」がこもる言葉を用いることができるためには、その「ココロ」を自分の性格、個性として育てていけばよい、ということになるのですから。

しかしこれは、今の看護学生ならばともかくも、ほとんどの医学生には難問中の難問で、まず不可能といわなければなりません。なぜならば、この「ココロ」は、オギャーと生まれた瞬間からの両親の育て方によって育てられ（育ち）、小学校、中学校、高校と進む友人関係で育てられ（育ち）、医学生のみなさんには、すでにもうできあがっている、すなわち育っていない「ココロ」としてできあがっているからです。

とくに、「ココロ」を深めるのに大事な時期は、思春期であり、この時期に、よい友人をもてたかどうか、またよい文芸作品を読んだかどうかが、人間としての「ココロ」を深められるかどうかに、大きく関わってくるのです。その「ココロ」が育つ大事な時期を、受験勉強一筋で過ごしてしまった医学生のみなさんに、今さら「ココロ」を育てましょうといっても、これはまず無理といわざるをえないのです。

それでも、みなさんが医師になりたいと思うのであれば、患者の「ココロ」がしっかりとわかる医師にならなければならず、そのための努力は、遅ればせながらでも、積まなければなりません。では、いったい医学生のみなさんは、そのために何をすればよいのでしょうか。何をしなければならないのでしょうか。

それは、まず現在の毎日毎日の生活のなかでの人間関係を、しっかりと生きることです。具体的には、友人や先輩や先生との会話においても、相手の言葉を相手の立場で（自分の立場からではなく）、きちんと理解するように努め、そのような言葉にこめられた相手の本当の「ココロ」をわかろうと努力し続け、また自分の「ココロ」も、きちんと相手が納得できるまでの言葉で表現するようにして、相手にわかってもらう努力をし続けることです。これだけでも、毎日やって1年以上はかかります。

そして、先輩や先生に対しては、同じ「ココロ」で、日ごろからきちんと敬語を使うことです。敬語を使うことによって、自分の「ココロ」に、敬意というものがまちがって育っていたということがわかりますし、ましてや日ごろから使っていない敬語を、医師になっていきなり患者に、誤解されないようにうまく使えるはずもありません。ところでみなさん、さきほどの有識者のコメントにあった「慇懃無礼」という四字熟語が、このような意味だと知っていましたか。

それに加えて大切なことは、遅ればせながらでも、自分のつたない「ココロ」を深めてくれる文芸作品を読むことです。それも、パソコンで書かれた昨今の小説ではなく、「ココロ」をじっくり描きこんだ、古典といわれる小説を読むことが大事です。

4月に入学してから、授業や、定期的に行われるテストで忙しい毎日を送っていた医学生のみなさんにも、ようやく夏休みがやってくるわけですから、ゆっくりと、少しは文学書にも親しんでほしいと願っています。

また、今回の講義に関わって、看護学生はもちろんのこと、医学生にもぜひ読んでほしい著書を紹介しておきます。それは南郷継正先生の『なんごうつぐまさが説く看護学科・心理学科学生への〝夢〟講義（第一巻）』（前出）です。この書では、南郷先生が人類の2

000年以上に及ぶ学問史上初めて構築された認識学体系をふまえて、「認識と言語の理論」を説かれ、そのなかで、今回問題にしたココロのこもった会話とはいかなるものか、それはどうしたらできるようになるのかについて、理論的、事実的に解答を与えてくださっています。くりかえし読み、ぜひ学んでほしいと思います。

## ◇医学生の学び〔Propyläen zur Wissenschaft〕6

医学生　北条　亮

### 〈1〉

今回、医師が診察の際に、患者さんから必要な事実を聞きだすためには、患者さんと「ココロ」のこもったコミュニケーションができなければならないことを教わりました。

そして、この「ココロ」がこもる言葉は、医師になって突然に使えるようになるものではないのだから、医学生のうちから養わなければならず、その具体的な方法として、「友人や先輩や先生との会話においても、相手の言葉を相手の立場で（自分の立場からではなく）きちんと理解するように努め、そのような言葉にこめられた相手の本当の『ココロ』

をわかろうと努力し続け、また自分の『ココロ』もきちんと相手に納得してもらえる言葉で表現するようにして、相手にわかってもらうまで努力をし続けること……。そして先輩や先生に対しては、同じ『ココロ』で日ごろからきちんと敬語を使うこと……」と示してくださいました。

次の日から、私は早速、大学の廊下で会う先生や、事務の人や、掃除の人に挨拶をすることにしました。今まで、挨拶をしていなかったというわけではないのですが、「目があったら」とか、「何か用があったら」とかの条件づきで、会釈だけをしていました。

私としては、心のなかで「おはようございます」とか「この前はありがとうございました」とかを思っていたのですが、これでは私の「ココロ」を相手（先生）が納得できるような言葉で表現していることにはならず、声にだして表現することにしました。

初めは「いうぞ！」と決心してやっと声をだしていましたが、今では「ココロ」のなかで「おはようございます」と思ったときには、そのように挨拶をしているという状態になりました。

周りの友人達をみていますと、何人かは先生に挨拶をしますが、なかには会釈すらしない人がいます。こんな学生は、当然にあまり社会性がないし、人を思いやる「ココロ」が少ないのだな、と思います。こういう人は研修医になっても自分が無礼であることに気づかず、先輩や同僚や患者さんを怒らせてしまうのではないか、自分のなかに思いやるという「ココロ」が少ない、ということにも気づかず、その結果、患者さんが傷つくようなことを平気でいってしまうのではないか、と心配しています。

思いやりの「ココロ」を表現できるようになるには、できるようになるだけのプロセスを必要とすることがわかりました。そして「ココロ」が表現できるようになると、「おはようございます」という言葉を同じように表現しているつもりでも、相手によってウキウキしていったり、形式的にいったり、というように、表現に「ココロ」が反映されてしまうことに気づきました。だから思いやりの「ココロ」を育てないことには、本当のコミュニケーションはできないのだと思いました。

〈2〉

また、相手の言葉を相手の立場で理解しようと思い、友人との会話に真面目にとりくみました。「あぁ、おなかが空いた」と昼近くに友人がいいました。今までの私なら「自分も空いたよ」とだけ答えて会話は終了していましたが、それでは相手の言葉を相手の立場で理解しようとしているとはいえないと思いました。

なぜなら、たしかに私もおなかが空いたのですが、友人はどうしておなかが空いたのか、私と同じ理由からなのか、違う理由からなのか、あるいは本当におなかが空いているのか、つい口をついてでただけの言葉なのか、ということが、たんに「あぁ、おなかが空いた」という言葉だけからはわからないからです。

そこで、いろいろと質問をし、そのときの友人の気持ちを知ろうと思いました。「朝食は何を食べた?」「朝食は食べていない」「えっ? 今朝は寝坊した?」「いや、いつも朝食は食べない。食べると胃がもたれるから」「それじゃあ、おなかはすごく減るね」「まぁ、いつものことだけど。さて、昼食は何にしようかな」といって友人は食堂へ行きました。

私は相手の立場から「あぁ、おなかが空いた」を理解しようとしたのですが、朝食を取らないことがあたりまえになっているこの友人の、午前中の授業が終了した時点でのおなかの空き具合は想像できませんでした。

誰しも、朝に時間の余裕がなくて、軽く朝食をすませてしまい、昼ごろにとても空腹感を覚えた経験はあると思います。しかし、この友人は、朝食を取らないのが常態の体になってしまいつつあります。私はこの友人が病気になってしまうのではないかと気になり、その日からどんな食事を取ったのか追跡調査を始めました。そして他の友人達の食事調査も行いました。

すると、とても恐ろしい結果がでました。人によって異なりますが、一番ひどい友人は、朝食なし、昼食は学食の定食（大盛り）、夕食はファーストフードというパターンが毎日！　というものでした。

他の友人達とともに「さすがにこれはひどい！」と注意したのですが、「ファーストフードは毎日違うところに行っているし、和風にしているから……」と苦しい言い訳をしていました。

他の友人達も朝食を取らない人が多く、また食品も偏りがちで、一般的にいって野菜が絶対的に不足していました。友人達は、こういう生活をして、その偏った食品から自分達の体をつくってしまっているのです。

さらに、あとから気がついたのですが、このときは「食事のあり方は、その人がどのような運動をしているのか、どれくらいの睡眠をとっているのかによって変わってくるのだろうな……」ということをまったく考えていませんでした。しかし、これはとても大切なことだと思います。

〈3〉

友人達は、そもそも「人間にとっての食とは何か」の一般論を知らないから、このような食生活で平気なのだろうし、それが将来どのような悪影響を及ぼすのかを考えもしないのだと思います。

医学部ではこのような「食事」について、一般的には「栄養」について、をしっかりと教わりません。また、それほど重要視していないのが現状ではないでしょうか。糖尿病になったり、人工透析になって初めて食事の大切さに気づいても手遅れだと思います。

しかし、われわれは医師になる人間です。自分の体のことはもちろんのこと、患者さんが病気というレベルに量質転化してしまう前に、薬漬けで一生過ごさなければならなくなる前に、日常の食生活のみ直しをさせなければなりません。私達の大先輩の医師であり、女子栄養大学の創立者である香川綾先生を、そして「香川式四群点数法」と呼ばれる、バランスのとれた食事の目安となるものを、今の医学生ははたして何人くらい知っているのでしょうか……。

人間にとって食とは、「生命を維持しかつ活動するために必要な栄養の量……を満たす」ためのものであると、『育児の生理学』(瀬江千史著、現代社)にあります。

このことから、たんに自分の感覚で満腹になればよいのではない、とわかります。そこで私は、友人に「『人間を構成する細胞は、まさに摂取した栄養によりつくりかえられる』のだから、もっと食生活を改善したほうがよいし、将来、患者さんにも教えられるようにならないといけないと思う」という話をしましたが、友人からは次のような答が返ってきました。「自分は今、健康だし、内科医になるつもりはない。外科医を希望しているから、そこまで食事を気にする必要はないと思う」。

私は、「とんでもないことだ」と思いました。まず、「自分は今、健康だから」といいきったことについてですが、これは偏った食事のなかから、なんとか人間の体の細胞の代謝を維持しようとして、主に肝臓が懸命にはたらいているからにすぎません。この友人は、肝臓をはじめとする内臓を酷使して、この限られた栄養のみから人間としての体全体の生命活動を維持しているという、恐ろしい日々を送っていることがわかっていないようです。このままでは、臓器はくたびれはててしまいますし、そのくたびれはてた臓器は自らを代謝させる栄養がないために、回復する実力までもがなくなってしまいます。

次に、「内科医になるのではないから『食生活』についての知識はそれほど必要ない」といった点については、たとえば、美容整形を専門にしたいと考えている医学生でも、必ず食事のことは知らなければいけないと思います。

以前、あるテレビ番組で、脂肪吸引をするために皮下脂肪の部分に薬品を入れて、そこをやわらかくして一気に吸引するという方法を紹介していました。この方法は、たいていの人にはなんの問題もおきないのに、患者さんのなかには薬品がその人の体質に合わず、副作用でかえって脂肪がガチガチに固まってしまった人がいたということでした。「美しさ」を求めてくる患者さんの心と体に、副作用によって大きな傷を残してしまったばあい、医師はどのようにして責任をとるのでしょうか。

私は「体質」も「病気」も、その状態にまで至る過程は論理的には同じように、その人の生活（とくに食生活）によってつくられるものであると思うので、その人がどのようなものを食べて育ってきたのか、今どのような食事をしているのか、などを知らなければならないと思います。そして、いわゆる「体質」といわれる状態にまで量質転化するまで、どのような過程を踏んできたのかを知らなければならないと思います。

今回、相手の言葉を相手の立場で理解することを実践することで、いつも元気そうにみえていた友人が、思いもよらない食生活をしている事実をつかむことができました。まだまだ実践しはじめたばかりで、本当に相手の立場にたつことが困難ではありますが、これを続けていき、医師になったときに、患者さんから何か重大な事実をきちんと聞きだせる医師になるよう、努力していこうと思います。

医学教育 概論——医学生・看護学生に学び方を語る——（第二巻） 目 次

著者
瀬《せ》江《ごう》 千《ち》史《ふみ》

東北大学医学部卒業　医学博士
医学原論・概論研究会 主幹
著書『医学の復権』(現代社)
『看護学と医学（上)・(下)』(現代社)
その他

本《ほん》田《だ》 克《かつ》也《や》

筑波大学第2学群（心理学専攻）卒業
筑波大学医学専門学群卒業　医学博士
大阪大学医学部 助教授を経て
筑波大学・人間総合科学研究科 教授

小《お》田《だ》 康《やす》友《とも》

佐賀医科大学卒業　医学博士
佐賀大学医学部 助教授（医学教育部門）

現代社白鳳選書　24
医学教育 概論（第1巻）

---

2006年7月10日　第1版第1刷発行©
2007年1月24日　第1版第2刷発行

著　者　瀬　江　千　史
本　田　克　也
小　田　康　友
発行者　小　南　吉　彦
印　刷　中央印刷株式会社
製　本　誠製本株式会社

---

発行所　東京都新宿区早稲田鶴巻町514番地（〒162-0041）　株式会社　現　代　社

電話：03-3203-5061　振替：00150-3-68248

---

*落丁本・乱丁本はお取り替えいたします

ISBN 978-4-87474-123-8　C 3247